M. Ramar
R. Sivalingam
R. Raskinerusan

Tendência da nanotecnologia em aplicações biológicas através de produtos naturais

M. Ramar
R. Sivalingam
R. Raskinerusan

Tendência da nanotecnologia em aplicações biológicas através de produtos naturais

ScienciaScripts

Imprint

Cover image: www.ingimage.com

This book is a translation from the original published under ISBN 978-620-2-30074-2.

Publisher:
Sciencia Scripts
is a trademark of
Dodo Books Indian Ocean Ltd. and OmniScriptum S.R.L publishing group

120 High Road, East Finchley, London, N2 9ED, United Kingdom
Str. Armeneasca 28/1, office 1, Chisinau MD-2012, Republic of Moldova, Europe
Managing Directors: Ieva Konstantinova, Victoria Ursu
info@omniscriptum.com

Printed at: see last page
ISBN: 978-620-8-38850-8

ÍNDICE

RECONHECIMENTO

Estou extremamente grato a Deus Todo-Poderoso por toda a ajuda e pelas abundantes bênçãos que Ele derramou sobre mim durante a preparação do presente livro.

Gostaria de expressar a minha profunda gratidão à Dra. P. Manonmani, do Departamento de Biotecnologia, Centro de Investigação e Desenvolvimento, Universidade PRIST, Vallam, Thanjavur. Por me ter dado o trabalho de projeto, as suas sugestões e apoio técnico na conclusão deste livro.

Expresso a minha sincera gratidão ao Dr. M. Rajmohan, do Kongunadu College, e ao Dr. R. Mariselvam, do Sri Paramakalyani College, por me terem dado o trabalho de projeto e pela sua ajuda na preparação deste livro.

M.Ramar

Capítulo 1. Introdução

A nanotecnologia é um domínio da ciência aplicada e pode ser designada como a síntese, a caraterização, a exploração e a aplicação de materiais nanométricos (1-100 nm) para o desenvolvimento da ciência (1, 2 & 14). Trata-se de materiais cujas estruturas exibem propriedades físicas, químicas e biológicas, fenómenos e funcionalidades significativamente novos e melhorados devido ao seu tamanho à escala nanométrica e têm uma área de superfície maior do que os materiais de tamanho macro. As nanopartículas apresentam uma série de propriedades especiais em relação ao material a granel e têm frequentemente propriedades visíveis únicas porque são suficientemente pequenas para confinar os seus electrões e produzir efeitos quânticos (3, 4 & 33). A nanotecnologia está também a ser utilizada na medicina para o diagnóstico, a administração de medicamentos terapêuticos e o desenvolvimento de tratamentos para muitas doenças e perturbações, bem como em aplicações médicas para a deteção precoce, o tratamento e a prevenção de doenças.

A nanotecnologia está atualmente a criar um sentimento crescente de entusiasmo nas ciências da vida, especialmente nos dispositivos biomédicos e na biotecnologia (Prabhu *et al,* 2010). Foi referido que as nanopartículas de prata (SNP) não são tóxicas para os seres humanos e são muito eficazes contra bactérias, vírus e outros microrganismos eucarióticos a baixas concentrações e sem quaisquer efeitos secundários (Jeong *et al.*, 2005). Além disso, vários sais de prata e seus derivados são fabricados comercialmente como agentes antimicrobianos (Krutyakov *et al,* 2008). Em pequenas concentrações, a prata é segura para as células humanas, mas letal para os microrganismos (Sharma *et al.*, 2009). A capacidade antimicrobiana dos SNPs permite que sejam utilizados adequadamente em numerosos produtos domésticos, tais como têxteis, recipientes de armazenamento de alimentos, electrodomésticos e dispositivos médicos (Marambio-Jones *et al.*, 2010).

Novos dispositivos e ferramentas, como nanocápsulas, nanopartículas e mesmo cápsides virais, são exemplos de utilizações para a deteção e tratamento de doenças, o aumento da absorção de nutrientes pelas plantas, a entrega de ingredientes activos a locais específicos e processos de tratamento de águas. A utilização de nanopartículas específicas pode reduzir os danos causados aos tecidos vegetais não visados e a quantidade de produtos químicos libertados no ambiente. Os dispositivos derivados da nanotecnologia são também explorados no domínio do melhoramento vegetal e da transformação genética. O potencial da nanotecnologia na agricultura é grande, mas há ainda algumas questões a abordar, como o aumento da escala dos processos de produção e a redução dos custos, bem como questões de avaliação dos riscos. A este respeito, são particularmente atractivas as nanopartículas derivadas de biopolímeros, como proteínas e hidratos de carbono, com baixo impacto na saúde humana e no ambiente. Por exemplo, o potencial das nanopartículas à base de amido como sistemas de transporte não tóxicos e sustentáveis para agroquímicos e bioestimulantes está a ser amplamente investigado.

Na moderna ciência dos materiais, a nanotecnologia desempenha um papel notável com as suas caraterísticas eminentes, como a manipulação de estruturas à escala nanométrica, a engenharia de átomos e a conceção de materiais com propriedades melhoradas (Jain *et al.,* 2009). As partículas à escala nanométrica com uma gama de tamanhos de 1-100 nm e formas diferentes foram normalmente sintetizadas através de estratégias de cima para baixo ou de baixo para cima. Atualmente, o desenvolvimento de uma via química verde fiável para a síntese de nanopartículas é essencial para as suas potenciais aplicações em diversos domínios, especificamente na biologia e na medicina (Narayanan *et al,* 2011). A utilização de plantas na síntese de nanopartículas tem suscitado maior interesse por parte dos trabalhadores, uma vez que permite um processo de biossíntese numa única etapa. As plantas constituem uma opção superior para a síntese de nanopartículas, uma vez que os protocolos que envolvem fontes vegetais estão isentos de substâncias tóxicas; além disso, as plantas fornecem facilmente agentes de cobertura naturais (Shankar *et al.,* 2004). Nos últimos anos, a síntese de nanopartículas com recurso a bactérias tem-se expandido de forma abrangente devido à sua imensa aplicação. Os investigadores demonstraram a capacidade das bactérias para reduzir a prata e fabricar nanopartículas extracelulares, que circulam de forma consistente, com um tamanho entre 10 e 20 nm. (Sunkar *et al,* 2012).

Nos últimos anos, os resíduos agrícolas têm atraído a atenção como fonte de matérias-primas renováveis a serem processadas em substituição de recursos fósseis para várias aplicações diferentes. Os nanocompósitos baseados em biomateriais têm propriedades benéficas em comparação com os materiais micro e macro compósitos tradicionais e, além disso, a sua produção é mais sustentável. Atualmente, estão a ser desenvolvidos muitos processos de produção para obter nanocompósitos úteis a partir de materiais colhidos tradicionalmente. Por exemplo, é possível utilizar processos químico-mecânicos para obter nanofibras com propriedades térmicas melhoradas para a produção de compósitos termoplásticos, a partir de palha de trigo e cascas de soja.

As nanopartículas sintetizadas através de uma abordagem biogénica apresentam boa polidispersão, dimensões e estabilidade. As nanopartículas são sintetizadas através de métodos físicos, químicos e biológicos (Chen *et al.,* 2008). Os métodos físicos e químicos são extremamente dispendiosos (Li *et al.,* 1999). Os métodos biológicos de síntese de nanopartículas ajudariam a eliminar as condições de processamento impiedosas, permitindo a síntese a pH fisiológico, temperatura, pressão e, ao mesmo tempo, a um custo insignificante. Verificou-se que um grande número de microrganismos é capaz de sintetizar compostos de nanopartículas inorgânicas, quer intra quer extracelularmente. Devido às suas propriedades implausíveis, as nanopartículas tornaram-se notáveis em muitos domínios nos últimos anos, como a energia, os cuidados de saúde, o ambiente, a agricultura, etc. (Raveendran *et al.,* 2003)

O método químico de síntese é valioso, uma vez que demora pouco tempo a sintetizar grandes quantidades de nanopartículas. No entanto, neste método, são necessários agentes de cobertura para estabilizar o tamanho das nanopartículas (Vauthier *et al,* 1991 e Alonso *et al,* 1996).

Os métodos biológicos de síntese de nanopartículas utilizando microrganismos (8, 28 e 31), extractos de plantas (7, 5, 21 e 27) e enzimas (22 e 23) foram sugeridos como possíveis alternativas ecológicas aos métodos químicos e físicos (34). Foi estabelecida a síntese de nanopartículas utilizando microrganismos, tanto unicelulares como multicelulares, como leveduras, fungos e bactérias, capazes de sintetizar materiais inorgânicos quer extracelularmente (32 & 37) quer intracelularmente (19). O fungo *Colletotrichum* sp., que cresce nas folhas de gerânio, foi utilizado para a síntese de nanopartículas de ouro de forma múltipla (29), *o Fusarium oxysporum* foi utilizado para a síntese de GNP, enquanto *o Aspergillus fumigatus* (6) e *o A. clavatus* (38) foram utilizados para a síntese de AgNP com tamanhos entre 5 e 25 nm.

Os mosquitos vectores são os únicos responsáveis pela transmissão de doenças como a malária, a dengue, a chikungunya, a encefalite japonesa e a filariose linfática. As espécies de Anopheles são as mais importantes, uma vez que são capazes de ser vectores de parasitas da malária. Cerca de 3,3 mil milhões de pessoas - metade da população mundial - correm o risco de contrair malária. Em 2010, registaram-se cerca de 216 milhões de casos de malária (com um intervalo de incerteza de 149 milhões a 274 milhões) e um número estimado de 655 000 mortes por malária (com um intervalo de incerteza de 537 000 a 907 000). O aumento das medidas de prevenção e controlo levou a uma redução das taxas de mortalidade por paludismo em mais de 25% a nível mundial desde 2000 e em 33% na região africana da OMS (OMS, 2012).

Os mosquitos *Culex* são picadores dolorosos e persistentes e são responsáveis pela filariose. A filariose linfática é uma doença tropical negligenciada. Mais de 1,3 mil milhões de pessoas em 72 países do mundo estão ameaçadas pela filariose linfática, vulgarmente conhecida como elefantíase. Mais de 120 milhões de pessoas estão atualmente infectadas, com cerca de 40 milhões desfiguradas e incapacitadas pela doença (OMS, 2012). Os mosquitos *Aedes*, por outro lado, são também picadores dolorosos e persistentes. *O Aedes aegypti* é responsável pela propagação da dengue. A incidência da dengue aumentou drasticamente em todo o mundo nas últimas décadas. Mais de 2,5 mil milhões de pessoas - mais de 40% da população mundial - estão atualmente em risco de contrair dengue. Atualmente, a OMS estima que possam ocorrer 50 a 100 milhões de infecções por dengue em todo o mundo todos os anos (OMS, 2012). O problema tem uma face complexa e tem de ser tratado com cuidado. É essencial controlar a população de mosquitos para que as pessoas possam ser protegidas das doenças transmitidas por mosquitos. Estas doenças podem ser controladas atacando os parasitas e agentes patogénicos causadores. É mais fácil controlar os vectores do que os parasitas (Wirth *et al,*

2010).

Em comparação com os microrganismos, que sofrem de vários problemas, como a disponibilidade, a manutenção em culturas celulares e a relação custo-eficácia durante o processo de aumento de escala, várias plantas foram utilizadas com êxito para a síntese de ouro, prata e, por vezes, de nanopartículas bimetálicas de prata e ouro. Várias plantas, como a alfafa *(Medicago sativa),* produziram GNP de 4-10 nm (11). A biomassa de aveia *(Avena sativa)* e de trigo *(Triticum aestivum)* produziu GNP irregulares e em forma de bastão, com tamanhos entre 10 e 30 nm (3), e também nanotriângulos de ouro. Do mesmo modo, para a síntese de AgNP, foram utilizadas plantas como *Capsicum annuum* (15), *Citrullus colocynthis* (27) e extrato de folhas de *Coriandrum sativum* (26). Para além da síntese independente de nanopartículas de prata e ouro, foram utilizadas várias plantas , tais como o extrato de folhas de *Aloe vera,* que produziu nanopartículas triangulares e esféricas de prata e ouro (6), e o caldo de folhas de neem *(Azadirachta indica)* para a síntese de nanopartículas de prata, ouro e Ag com núcleo e Au (29).

A produção biológica de nanopartículas por fungos é hoje em dia determinada devido à sua recetividade à toxicidade, maior bioacumulação, método de síntese comparativamente económico e sem esforço e processamento simples a jusante e manuseamento da biomassa (Gade *et al,* 2008). A síntese extracelular de nanopartículas em grandes quantidades, com processamento direto a jusante, foi relatada por (Kowshik *et al.,* 2003). A levedura marinha *Rhodosporidium diobovatum* foi explorada para a síntese intracelular de nanopartículas estáveis de sulfureto de chumbo (Seshadri *et al,* 2011). As partículas biológicas, como vírus, proteínas, péptidos e enzimas, podem ser exploradas para a biossíntese de nanopartículas. Para a mineralização de materiais inorgânicos, foram utilizados o Cowpea chlorotic mottle virus e o cowpea mosaic virus (Douglas *et al,* 1998 e Strable *et al,* 2002). O vírus do mosaico do tabaco contribui para a mineralização de sulfureto e de nanofios cristalinos (Shenton *et al,* 1999). Os péptidos são competentes para nuclearem o crescimento de nanocristais, tendo sido reconhecidos a partir de análises combinatórias e demonstrados na superfície do bacteriófago M13 (Mao *et al,* 2003).

As nanopartículas de prata artificiais são amplamente utilizadas. Estas nanopartículas são utilizadas na quimioterapia, em dispositivos médicos, em pensos para feridas, em aditivos alimentares, na purificação da água, em tecidos, em têxteis, em cosméticos, em agentes antimicrobianos, etc., devido às suas propriedades antimicrobianas. Todos os dias, a utilização de nanopartículas de prata aumenta ligeiramente devido à sua valiosa aplicabilidade. O aumento do nível de nanopartículas em condições ambientais pode criar vários problemas ecotoxicológicos, por exemplo, impedir a reprodução em minhocas (Shoults-Wilson *et al,* 2011), criar inflamação (Carlson *et al,* 2008), citotoxicidade (Foldbjerk *et al.,* 2012), genotoxicidade (Asharani *et al,* 2009), lesões oxidativas (Roh *et al.,* 2009), etc. Este estudo centrou-se na toxicidade das nanopartículas de prata mediadas por plantas na minhoca indiana *Eudrilus eugeniae.*

Se a síntese biológica de nanopartículas puder competir com os métodos químicos, é necessário atingir taxas de síntese mais rápidas. Na presente investigação, foi realizada a síntese de nanopartículas metálicas puras de prata através da redução de Ag+ utilizando o extrato de folhas de gerânio *(Pelargonium graveolens)*, adoptando uma técnica rápida de síntese de nanopartículas. O tempo necessário para a redução de mais de 90% dos iões Ag+ utilizando o extrato de folhas de gerânio foi de cerca de 2 h. O mecanismo exato da síntese de nanopartículas de prata por extractos de plantas selecionados ainda não é totalmente compreendido. Apenas se especulou a participação de fenólicos, grupos caroboxilo, proteínas e agentes redutores na sua síntese (29 & 15). No presente estudo, analisámos e selecionámos o extrato de folhas de gerânio (*Pelargonium graveleons*) para a síntese de nanopartículas e caracterizámo-lo utilizando espetroscopia UV-visível, XRD, SEM, EDS e FT-IR e também avaliámos a atividade antimicrobiana das nanopartículas de prata sintetizadas.

Capítulo 2. Métodos de preparação

2.1.Produtos químicos

O nitrato de prata ($AgNO_3$), o 4NP e o borohidreto de sódio ($NaBH_4$) foram adquiridos à Sigma-Aldrich; foram utilizados MB e acetona da Merck. Durante toda a experiência foi utilizada água desmineralizada.

2.2.Recolha de plantas

As folhas de plantas maduras (1 kg de peso húmido) foram recolhidas numa zona próxima, Tamil Nadu, Índia, e identificadas. Do mesmo modo, as partes secas da planta (rizoma) de *curcuma (Curcuma longa)* foram adquiridas num supermercado local de Madurai e avaliadas quanto à sua atividade antibacteriana contra seis bactérias.

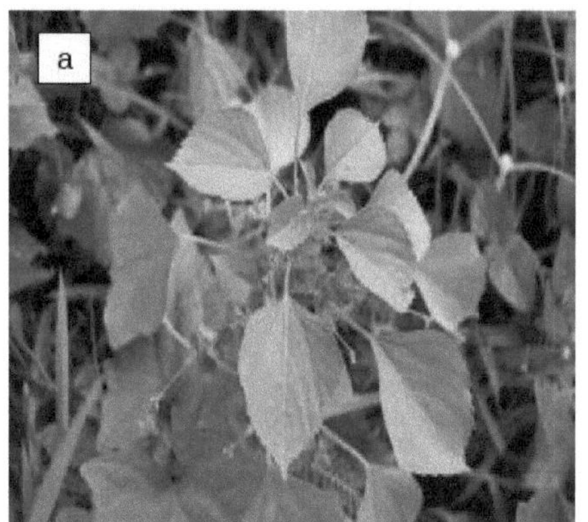

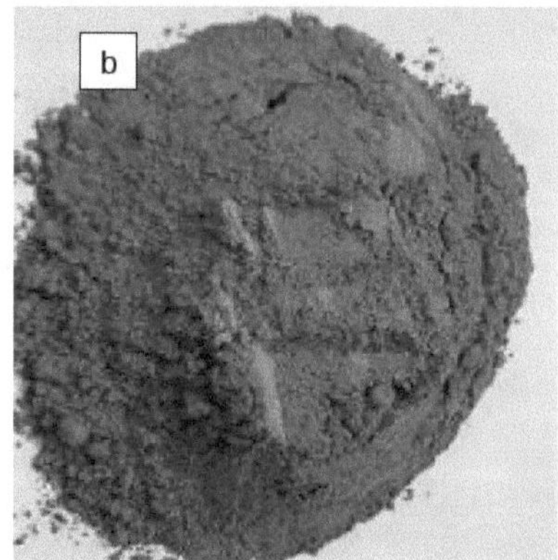

Figura.1: Representação das folhas (a) e do pó (b) da planta

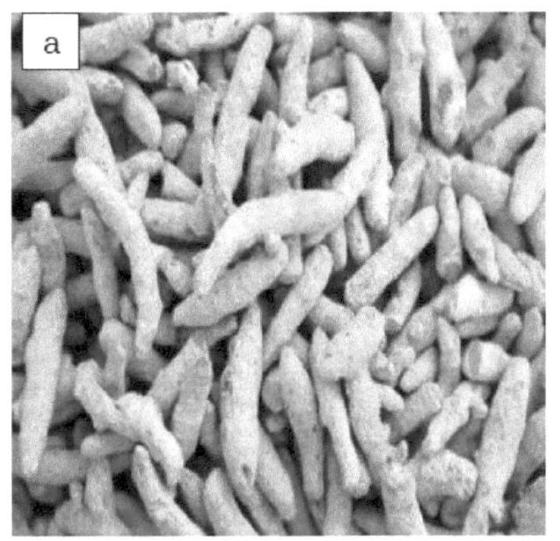

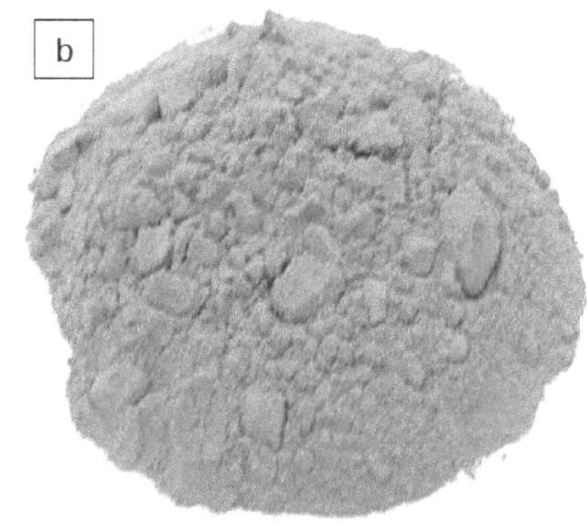

Figura.2: Mostrando o rizoma seco (a) e o pó (b) de *Curcuma longa*

2.3.Método de extração fitoquímica

As folhas de *A. indica* foram lavadas, secas na estufa a 45°C durante a noite, depois trituradas em pó e extraídas utilizando o aparelho Soxhlet com água aquosa (água destilada) ou metanol como solvente durante 12 h. O solvente foi concentrado sob vácuo utilizando um evaporador rotativo. Os rendimentos foram, respetivamente, 3,8 e 7,9 %. Os resíduos sólidos foram armazenados a -20°C antes de serem utilizados. Os rizomas secos de curcuma foram ralados num misturador e moídos até se tornarem pó fino. Foi extraído utilizando o aparelho Soxhlet com solvente aquoso (água destilada) ou metanol durante 12 h. O solvente foi concentrado sob vácuo utilizando um evaporador rotativo. Os rendimentos foram de 4,2 e 8,6 %, respetivamente. Os resíduos sólidos foram armazenados a -20°C antes de serem utilizados.

2.4.Síntese de nanopartículas

As folhas frescas *de Pelargonium graveleons* isentas de doenças foram colhidas, lavadas cuidadosamente 2-3 vezes com água da torneira e com água esterilizada, secas a 40° C numa estufa de ar quente e transformadas em pó, sendo depois utilizadas para extração. Cerca de 2 gramas de pó de folhas secas foram moídos até formar uma pasta fina com 20 ml de água destilada utilizando um almofariz e um pilão. Foi centrifugado a 10.000 RPM durante 10 minutos e o sobrenadante foi retirado para processamento posterior. Dez ml do extrato da folha da planta foram adicionados a 90 ml de solução aquosa de solução de nitrato de prata 5 mM ($AgNO_3$) para redução do nitrato de prata em iões Ag^+ e mantidos à temperatura ambiente (37 □ C) na incubadora em condições estáticas e a conclusão da reação foi realizada por um período de 2 h. A solução de nitrato de prata incolor é alterada de amarelo pálido para vermelho rubi e finalmente cor castanha escura que indica a formação de nanopartículas de prata.

2.4.1 Espectroscopia UV-visível

A mudança de cor na mistura de reação (solução de nitrato de prata + extrato de folhas) foi registada através de observação visual. A solução de nanopartículas de prata biorreduzida foi filtrada com papel de filtro Whatmann n.º 1 e o filtrado foi medido utilizando a absorvância UV-Visível. A biorredução de iões de prata em solução aquosa foi monitorizada por amostragem periódica de alíquotas (1 ml) e subsequente medição dos espectros UV-vis da solução utilizando um espetrofotómetro UV-vis de feixe duplo (modelo 2201) com uma resolução de 1 nm.

2.4. 2. espetro de difração de raios X (XRD)

A amostra completamente biorreduzida foi concentrada num concentrador (Eppendorf) a 50° C para reduzir o volume da mistura de reação. A solução concentrada foi então centrifugada a 12000 rpm durante 15 minutos. O sedimento obtido foi lavado e redisperso em água desionizada. A centrifugação repetida e a redispersão em água desionizada foram efectuadas para remover as biomoléculas solúveis em água, como as proteínas e os metabolitos secundários. As medições de XRD das nanopartículas de prata purificadas em pó assim obtidas foram efectuadas num instrumento Shimazdu, modelo Lab X-XRD-6000, operado a uma tensão de 40 kV e uma corrente de 30 mA com radiação Cu K α com um comprimento de onda de 1,5406 Å.

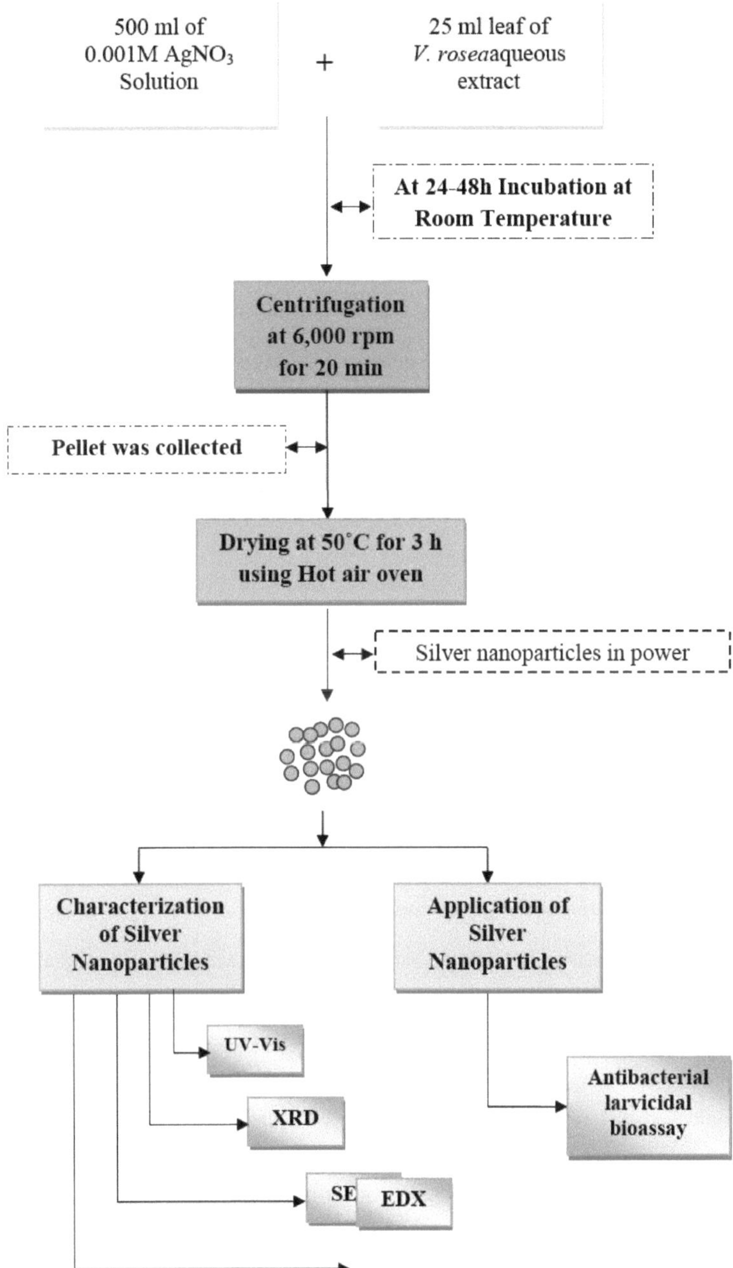

Figura 3: Fluxograma da síntese de nanopartículas

2.4.3. Determinação do tamanho dos cristais

O tamanho médio dos cristais de prata foi calculado utilizando a fórmula de Scherrer,

$$D = k\lambda / \beta\cos\theta$$

D = Tamanho médio dos cristalitos: K - Constante: λ- Comprimento de onda dos raios X: β- FWHM angular da

Pico de XRD no ângulo de difração: θ- Ângulo de difração.

2.4.4. Espectroscopia de infravermelhos com transformada de Fourier (FTIR)

Após a redução completa dos iões $Ag+$ pelo extrato de folha de gerânio, os grânulos de nanopartículas de prata foram centrifugados a 12000 rpm durante 15 minutos e a suspensão resultante foi novamente dispersa em 20 ml de água destilada. O processo de centrifugação e dispersão foi repetido três vezes para libertar as nanopartículas de proteínas ou outros compostos bioorgânicos presentes na solução. Em seguida, a suspensão purificada foi completamente seca num liofilizador e analisada por PerkinElmer-Spectrum RX-IFTIR.

2.4.5. Análise de raios X por dispersão de energia (EDX)

A análise de raios X por dispersão de energia (EDX), conhecida como EDS, é uma técnica de raios X utilizada para identificar a composição elementar dos materiais. A biorredução sintetizou nanopartículas de prata utilizando o extrato aquoso de folhas de *V. rosea*, que foram submetidas ao espetro de dispersão de energia utilizando a resolução Fb-Quanta-200 do SEM para confirmar a presença de prata nas partículas, bem como para detetar outras composições elementares das partículas.

2.4.6. Microscopia eletrónica de varrimento

A solução de reação contendo a síntese de nanopartículas de prata utilizando o extrato aquoso de folhas de *V. rosea* foi centrifugada a 6.000 rpm durante 20 minutos. Os sobrenadantes foram eliminados e os pellets finais foram dissolvidos em 1 ml de água desionizada. O pellet foi misturado corretamente e cuidadosamente colocado numa lamela de vidro, seguido de secagem ao ar. A própria lamela foi utilizada durante a análise por microscopia eletrónica de varrimento (SEM). As imagens das nanopartículas de prata biomiméticas foram obtidas num microscópio eletrónico de varrimento (máquina Fb-Quanta 200 SEM) com diferentes níveis de ampliação. Os pormenores relativos à voltagem aplicada, à ampliação utilizada e ao tamanho do conteúdo das imagens foram implantados nas próprias imagens.

2.5. Aplicações biológicas dos nanopartículas

2.5.1. Ensaio antibacteriano

A atividade antibacteriana das nanopartículas de prata foi avaliada utilizando o método padrão de difusão em disco de ágar com discos de papel de filtro Whatmann n.º 1 de 6 mm de diâmetro (29 & 30). Neste método, 25 *μl*, 50 *μl* e 100 *μl* de nanopartículas de prata preparadas a partir do extrato de folhas sintetizadas foram misturados num ml de etanol e aplicados em discos de papel estéril de 6 mm de diâmetro e o extrato de plantas sem nanopartículas foi utilizado como controlo. Bactérias como *P. aeruginosa, P. mirabilis, E. coli, Shigella flexaneri, S. somenei* e *Klebsiella pneumonia* foram utilizadas para o teste antimicrobiano. Antes do ensaio antibacteriano, uma cultura em fase logarítmica de bactérias como *P. aeruginosa, P. mirabilis, E. coli, Shigella flexaneri, S. somenei* e *Klebsiella pneumonia* foi inoculada nas placas de ágar nutriente e incubada a 37° C durante 24 horas. A zona de inibição foi medida após 24 horas de incubação.

2.5.2. Ensaio larvicida em mosquitos

Para o teste de bioensaio, larvas de 1º e 4º instar e pupas de *A. aegypti* foram colocadas em quatro lotes de 10 larvas em 50 mL de água e 1,0 mL da concentração desejada da solução de AgNPs foi adicionada em cada lote. O controlo foi estabelecido com água da torneira sem cloro. O número de larvas mortas foi contado após 24 horas de exposição e a percentagem de mortalidade foi registada para a média de quatro réplicas.

2.5.3. Ensaio pupicida em mosquitos

A atividade pupicida foi avaliada de acordo com a OMS (1981), com pequenas alterações. Vinte e cinco números de larvas e pupas do primeiro ao quarto instar foram introduzidos num copo de vidro de 500 ml contendo 249 ml de água sem cloro e 1 ml das concentrações desejadas de extrato floral e Ag NPs foram adicionados. Foi dado alimento larvar às larvas testadas. Para cada concentração testada, foram efectuados dois a cinco ensaios, sendo cada ensaio constituído por cinco réplicas. As larvas e as pupas foram expostas à água sem cloro e sem acetona a 2,49%, mantida como controlo. A mortalidade do controlo foi corrigida utilizando a fórmula de Abbott (Abbot, 1925).

$$\text{Corrected mortality} = \frac{\textit{Observed mortality in treatment - Observed mortality in control}}{\textit{100 - Control mortality}} \times 100$$

$$\text{Corrected mortality} = \frac{\textit{Number of dead larvae/pupae}}{\textit{Number of larvae/pupae intoduced}} \times 100$$

2.5.4. Efeito toxicológico na minhoca

2.5.4.1. *Configuração experimental*

2.5.3.1.1. Experiência 1:

A espécie de minhoca indiana *Eudrilus eugeniae* foi selecionada para este estudo. A minhoca foi dividida em dois grupos, cada grupo contendo 3 minhocas. Cerca de 200µl de nanopartículas de prata preparadas por via vegetal foram injectadas num grupo durante sete dias e o outro grupo é de controlo. Todos os dias foi medida a taxa de crescimento das minhocas.

2.5.3.1.2. Experiência 2:

As espécies de minhocas selecionadas foram divididas em cinco grupos e cada grupo contém três minhocas. Foram injectados 200µl de nanopartículas de prata sintetizadas a verde em cada grupo. Os níveis de prata nas minhocas foram calculados utilizando o estudo espetral UV/visível a 1h, 2h, 24h, 168h e 216h.

2.5.3.1.3. Experiência 3:

Foram injectados 200µl de nanopartículas de prata num grupo de minhocas e noutro grupo de controlo. Após sete dias de injeção, as minhocas foram dissecadas ao nível do clitelo com uma lâmina esterilizada e observaram-se os órgãos reprodutores internos.

2.6. Pragas de insectos e seu controlo

Os insectos são uma das maiores populações animais com uma história evolutiva muito bem sucedida, uma vez que podem ser encontrados principalmente em todos os ambientes possíveis em todo o mundo, e o número de espécies e indivíduos. O seu sucesso pode ser atribuído a vários aspectos evolutivos importantes como asas, exoesqueleto maleável, elevado potencial reprodutivo, diversificação de hábitos, ovos resistentes à dessecação e metamorfose, só para citar alguns. Por outro lado, muitos insectos são vectores de muitas doenças, e muitos outros danificam plantações ou estruturas de madeira, causando graves problemas sanitários e económicos. Para combater os inúmeros prejuízos causados pelos insectos na agricultura, têm sido utilizados vários produtos químicos para os matar ou inibir a sua reprodução e hábitos alimentares. (Mogul et al. 1996).

2.6.1. Bio-nanopartículas em insectos

Embora as nanoestruturas que ocorrem naturalmente estejam a ser negligenciadas, constituem uma fonte potencialmente rica de produtos que cumprem determinadas especificações (Watson e Watson, 2004). As indústrias emergentes baseadas na nanotecnologia têm, até à data, feito pouco uso da tecnologia "gratuita" disponível na natureza (Ehrlich et al., 2008). Um bom exemplo é o conjunto ordenado de estruturas hexagonais nas asas da cigarra, por exemplo, Psaltoda claripennis Ashton e da térmita, por exemplo, família Rhinotermitidae (Zhang e Liu, 2006). Estudos demonstraram que o tamanho das nanopartículas pode variar de 200 a 1000 nm. As estruturas tendem a ter uma forma arredondada no ápice e sobressaem cerca de 150-350 nm do plano da superfície. Estas nanopartículas das asas contribuem para a eficiência aerodinâmica do inseto. As nanopartículas isoladas de insectos têm diâmetros de cerca de 12 e 11 nm no abdómen com pecíolo e na cabeça com antenas, respetivamente. Os componentes das nanoestruturas também estão presentes nos olhos compostos dos insectos. As asas das borboletas possuem componentes de cores brilhantes e estes componentes de cores não são senão nanopartículas. Recentemente, foi preparado um novo inseticida fotodegradável com nanopartículas (Guan et al., 2008).

2.7. Desenvolvimento de novos nanopesticidas

Foram feitas muitas tentativas para controlar os insectos-praga, por exemplo, utilizando o controlo biológico, o que consome muito tempo. Os sistemas de libertação controlada surgem neste cenário como uma alternativa muito atractiva neste campo de batalha. As formulações de libertação controlada (CRF) associam o composto ativo a materiais inertes. Estes últimos são responsáveis por proteger e gerir a taxa de libertação do composto no local-alvo num período de tempo definido. O principal objetivo dos sistemas de libertação controlada é regular a (bio)disponibilidade do composto ativo após a aplicação (Wilkins, 2004). A maior parte destas aplicações de biopesticidas de libertação controlada foram e continuam a ser bem sucedidas devido aos avanços na área da nanotecnologia. As formulações à base de nanomateriais são conhecidas há algumas décadas. A primeira formulação à base de microcápsulas tornou-se comercialmente disponível na década de 1970 (Fanger, 1974). As nanocápsulas têm sido amplamente utilizadas na área medicinal como transportadoras de fármacos no tratamento de diversas doenças (Radhika et al., 2011), desde as tropicais (Kuntworbe et al., 2012) até ao cancro (Joshi et al., 2012). A microencapsulação tem sido utilizada como uma ferramenta versátil para pesticidas hidrofóbicos, melhorando a sua dispersão em meios aquosos e permitindo uma libertação controlada do composto ativo. Como sistemas de entrega inteligentes, conferem maior seletividade, sem prejudicar os compostos bioactivos em relação ao agente patogénico alvo (Peteu et al., 2010). Outras vantagens da utilização de insecticidas de nanopartículas são a possibilidade de preparar formulações que contêm compostos insolúveis que podem ser mais facilmente dispersos em solução. Reduz os problemas associados à deriva e à lixiviação, devido à sua natureza sólida, e conduz a uma interação mais eficaz com o inseto-alvo. Estas caraterísticas permitem a utilização de uma menor quantidade de composto ativo por área, desde que a formulação possa proporcionar uma concentração óptima para o inseticida-alvo durante mais tempo. Uma vez que não há necessidade de reaplicações, também diminuem os custos), reduzem a irritação da mucosa humana, a fitotoxicidade e os danos ambientais a outros organismos não visados e até às próprias culturas (Margulis-Goshen e Magdassi, 2012). Em poucas palavras, a nanotecnologia pode ser aplicada de várias formas para aumentar a eficácia dos insecticidas nas culturas.

2.8. Nanoformulações de insecticidas

Nanopesticidas preparados de acordo com (Gopal et al. 2011) de fungicidas e insecticidas, e comparada a sua eficácia com os produtos convencionais. O nano-hexaconazol foi caracterizado por SEM, TEM e FT-IR, etc., e verificou-se que o seu tamanho era inferior a 100 nm. Foi apresentado um pedido de patente sobre o nano-hexaconazol. O nano-hexaconazol é cinco vezes mais eficaz no controlo dos agentes patogénicos e o nanosulfur é dez vezes mais eficaz no controlo dos ácaros em comparação com as suas formulações em pó dispersível em água (WDP). Para garantir os materiais, estes foram avaliados antes do seu lançamento. Casanova et al. (2005) avaliaram a produção de uma nanoemulsão de carboxilato de nicotina utilizando uma série de ácidos gordos (C10 - C18) e surfactante. A nanoemulsão óleo-em-água apresentou uma distribuição monomodal de tamanho, com tamanhos médios de partícula de 100nm. A bioatividade das formulações insecticidas foi avaliada contra adultos de Drosophila melanogaster através da avaliação do tempo letal 50 (LT50). Observaram que a eficiência da encapsulação diminuía com o aumento do tamanho dos ácidos gordos testados. A bioatividade seguiu a mesma tendência, com melhor bioatividade quando o comprimento da cadeia diminuiu.

2.9. Nanotecnologia na agricultura

Nos últimos anos, alguns dispositivos e ferramentas desenvolvidos pela nanotecnologia, tais como nanodispositivos, nanocápsulas, etc., têm sido utilizados para detetar e tratar as doenças das plantas, para a entrega de componentes activos nos locais-alvo desejados, para o tratamento de águas residuais e também para melhorar a absorção de nutrientes pelas plantas. O fornecimento direcionado de nanopartículas não só reduz os danos nos tecidos vegetais não visados, como também minimiza a quantidade de produtos químicos nocivos que poluem o ambiente. Por conseguinte, esta tecnologia não só é amiga do ambiente como também ajuda a reduzir os poluentes ambientais. Existem alguns nanoprodutos específicos que foram desenvolvidos para serem utilizados como produtos melhoradores do solo que promovem a distribuição uniforme da água e o seu armazenamento. Assim, são úteis na poupança de água. Além disso, alguns dos desenvolvimentos importantes na produção de produtos nanotecnológicos como nanomateriais, nanoestruturas, nanofibras, nanotubos, etc., com propriedades físicas, mecânicas e químicas únicas que os tornam electroquimicamente activos. Estes dispositivos desempenham um papel vital na criação de plantas e animais (Prasanna, 2007), na engenharia genética e também têm sido aplicados em sensores bioquímicos devido à sua resposta rápida e elevada sensibilidade. Os nanomateriais também podem ser utilizados na distribuição de nutrientes e pesticidas nas plantas (Srilatha, 2011), na análise de amostras de solo e no tratamento de águas residuais (Figura 1). Os resíduos agrícolas têm atraído a sua utilização como matérias-primas para a produção de nanomateriais. Foram envidados vários esforços para obter os nanocompósitos com base aplicados na agricultura.

As principais aplicações da nanotecnologia na agricultura são as seguintes: i. Determinação das interações enzima-substrato (E-S) (por deteção de uma única molécula). ii. Para uma distribuição mais eficiente de fertilizantes, pesticidas, vacinas, hormonas reguladoras do crescimento e outros produtos químicos, utilizando nanocápsulas ou nanotubos. iii. Na engenharia genética das plantas, introdução do ADN desejado nas plantas utilizando nanopartículas. iv. Entrega de vacinas às plantas utilizando nanocápsulas. v. Utilização de nanosensores para a deteção de agentes patogénicos nas plantas, monitorização das condições do solo e do crescimento das plantas, etc.

2.10. Transportadores à escala nanométrica para a distribuição direcionada:

A nanotecnologia desenvolveu formas de fornecer compostos importantes às plantas para melhorar os seus rendimentos. Os transportadores à escala nanométrica, ou seja, os nanotubos, podem ser utilizados para fornecer pesticidas, herbicidas, fertilizantes, reguladores do crescimento das plantas e outros produtos químicos de forma eficiente no local de destino (NAAS, 2013). Para este efeito, são utilizados polímeros e dendrímeros. Os agentes são fixados à superfície destes polímeros e dendrímeros por ligações iónicas e fracas. Estes transportadores são capazes de ligar eficazmente as raízes das plantas ao solo e aos materiais orgânicos circundantes. Esta forma de distribuição dos produtos químicos ajuda a melhorar a estabilidade dos compostos, reduzindo a sua degradação no ambiente. Por conseguinte, o aumento da estabilidade destes compostos no ambiente natural reduz a quantidade necessária a aplicar. A redução da quantidade não só reduz a poluição ambiental como também o custo de produção. Em última análise, isto também ajudará a reduzir os resíduos produzidos. Os desenvolvimentos e inovações em nanofabricação e caraterização de ferramentas permitiram-nos compreender as interações (físicas, químicas e biológicas) entre as células vegetais e os agentes patogénicos. A melhoria e o aumento da compreensão dos mecanismos envolvidos nas interações e no desenvolvimento de doenças permitiram-nos desenvolver melhores formas de tratamento dessas doenças. Além disso, o desenvolvimento de vasos de xilema microfabricados (elementos de dimensão nanométrica) permitiu-nos estudar vários tipos de mecanismos envolvidos nas interações entre plantas e agentes patogénicos, que anteriormente não eram possíveis de estudar utilizando estratégias tradicionais.

2.11. Bioremediação:

A nanotecnologia tem desempenhado um papel significativo na remediação microbiana. No sistema agrícola, alguns produtos químicos, como os pesticidas, são de degradação lenta ou resistentes à degradação na natureza, pelo que permanecem no ambiente durante mais tempo e causam problemas graves. Se não forem degradados, podem entrar na cadeia alimentar e causar graves problemas de saúde. Os recentes desenvolvimentos no domínio da nanotecnologia agrícola revelaram um passo promissor nesta direção. Por exemplo, é possível misturar nanopartículas com lamas de água em solos contaminados e, a seu tempo, estas partículas reduzirão a toxicidade dos pesticidas lentamente degradáveis ou resistentes.

2.12. Mecanismo de libertação da nanoformulação

No artigo publicado por Kratz et al. (2012), o texto começa com a afirmação: "As nanopartículas só começam a funcionar depois de serem colocadas num local desejado". Por outras palavras, uma formulação de RC eficiente deve permanecer inativa até que o composto ativo seja libertado. A forma como um material inerte, como os nanopolímeros, controla a quantidade e a taxa de libertação de um produto químico é objeto de estudo desde o final dos anos 60 (Furmidge et al., 1968) e início dos anos 70 (Allan e Neogi, 1972). A forma como ocorre a libertação do composto bioativo depende basicamente da natureza química da formulação. Em vários nanomateriais poliméricos, a libertação controlada processa-se por difusão. Fernandez-Perez et al., (1998) prepararam um CRF à base de grânulos constituído por lignina e imidaclopride. Mediram a quantidade de composto libertado na água sob uma condição de fluxo dinâmico durante um período de tempo definido. Algumas outras nanomatrizes poliméricas, especialmente as formadas por um ácido carboxílico e um catião metálico, podem ser desmontadas quando em contacto com a água, libertando o composto bioativo (Beasley e Collins, 1970). De acordo com Allan et al. (1971), para que a libertação ocorra, é necessário quebrar uma interação química. Esta ocorre geralmente através de uma reação de hidrólise, que afecta muitas ligações polímero-inseticida numa reação em cadeia. O controlo da libertação depende da força dessas ligações químicas, das propriedades químicas de ambas as moléculas e do tamanho e estrutura da macromolécula formada.

2.13. Nanoencapsulação

O nanoencapsulamento é um processo através do qual um produto químico é libertado lenta mas eficientemente para o hospedeiro específico para o controlo de pragas de insectos. Os mecanismos de libertação incluem a dissolução, a biodegradação, a difusão e a pressão osmótica com pH específico (Vidyalakshmi et al., 2009). A nanoemulsão de óleo de citronela encapsulado é preparada por homogeneização a alta pressão de 2,5% de tensioativo e 100% de glicerol, para criar gotículas estáveis que aumentam a retenção do óleo e a libertação lenta. A taxa de libertação depende do tempo de proteção; consequentemente, uma diminuição da taxa de libertação pode prolongar o tempo de proteção dos mosquitos (Sakulk et al., 2009). Os nanopesticidas, nanofungicidas e nanoherbicidas estão a ser utilizados eficazmente na agricultura (Owolade et al., 2008). Bhagat et al. (2013) afirmaram que a gestão ecológica das moscas da fruta com feromonas é útil para reduzir as populações de pragas indesejáveis responsáveis pela diminuição do rendimento e da qualidade das culturas. O ananogel foi preparado a partir de uma feromona, o metil eugenol (ME), utilizando um gelificante de baixa massa molecular. Este era muito estável em condições ambientais abertas e abrandava significativamente a evaporação da feromona. Isto permitiu o seu fácil manuseamento e transporte sem refrigeração, e a redução da frequência de recarga da feromona no pomar. Em particular, a utilização da feromona nanogelada permitiu uma gestão eficaz da mosca-da-fruta oriental, Bactrocera dorsalis, uma praga nociva predominante em vários frutos, incluindo a goiaba.

2.14. Nanopesticidas

A atividade pediculocida e larvicida das nanopartículas de prata sintetizadas utilizando um extrato aquoso de folhas de Tinospora cordifolia mostrou uma mortalidade máxima contra o piolho Pediculus humanus e as larvas de quarto instar de Anopheles subpictus e Culex-quinque fasciatus (Jayaseelan et al., 2011). As nanopartículas carregadas com óleo essencial de alho são eficazes contra o Tribolium castaneum Herbst (Yang et al., 2009). Os nanotubos cheios de aluminossilicato podem aderir às superfícies das plantas, enquanto os ingredientes dos nanotubos têm a capacidade de aderir à superfície dos pêlos dos insectos nocivos e, em última análise, entrar no corpo e influenciar certas funções fisiológicas (Patil, 2009). As nanopartículas apresentam possibilidades de controlo mais eficiente e eficaz das pragas, mas a nossa relativa falta de informação sobre a forma como actuam e como podem ser contidas está a fazer com que os reguladores hesitem em permitir a sua libertação no ambiente (Khot et al. 2012). Os nanopesticidas são promissores para reduzir a pegada ambiental deixada pelos pesticidas convencionais.

2.15. Nanopartículas produzidas por plantas

A síntese ecológica de nanopartículas a partir de plantas está a ganhar importância nos dias de hoje devido ao processo de biossíntese numa única etapa, à ausência de tóxicos e à ocorrência de agentes de cobertura naturais [Gurunathan, etal.,2009]. A vantagem da utilização de plantas para a síntese de nanopartículas reside no facto de estas estarem facilmente disponíveis, serem seguras de manusear e possuírem uma grande variedade de metabolitos que podem ajudar na redução.

Tabela.1: Indica a utilização de várias plantas para a síntese de nanopartículas

S.N.	Tipo de nanopartículas	Espécies vegetais
1	Nanopartículas de silício-germânio (Si-Ge)	*Diatomáceas de água doce* *Stauroneis sp.*
2	Nanopartículas de ouro e prata	*Citrus sinensis* *Diopyros kaki (Dióspiro)* *Pelargonium graveolens*

		Hibiscus rosa sinensis *Coriandrum sativum* *Emblica officinalis* *Filantreno* *Extrato de cogumelos*
3	Nanopartículas de prata	*Elettaria* *Parthenium* *Ocimum sp.* *Euphorbia hirta,* *Nerium indicum* *Azadirachta indica* *Brassica juncea* *Pongamia pinnata* *Clerodendrum* *Gliricidia* *Desmodium* *Opuntia ficus indica* *Coriandrum sativum* *Carica papaya (fruto)* *Pelargoneum graveolens* *Extrato de Aloé vera* *Capsicum annum* *Avicennia marina* *Rhizophora* *Ceriops tagal* *Rumex* *Pterocarpus* *Sonchus asper*
4	Nanopartículas de ouro	*Terminalia*

		Casca de banana *Mucuna pruriens* *Cinnamomum zeylanicum* *Medicago sativa* *Allium cepa L.* *Azadirachta indica A. Juss.* *Camellia sinensis L.* *Chenopodium album L.* *Justicia gendarussa L.* *Macrotyloma uniflorum* *Mentha piperita L.* *Mirabilis jalapa L.* *Syzygium aromaticum (L)* *Terminalia catappa L.* *Amaranthus spinosus*
5	Nanopartículas de prata, níquel, cobalto, zinco e cobre	*Brassica juncea,* *Medicago sativa e Helianthus annuus*
6	Nanopartículas de platina	*Diopyros kaki* *Ocimum sanctum L.*
7	Nanopartículas de paládio	*Cinnamomum zeylanicum* *Blume.* *Cinnamomum camphora L.* *Gardenia jasminoides Ellis.* *Soja (Glycine Max) L.*
8	Nanopartículas de chumbo	*Vitus vinifera L. Jatropha curcas L.*
9	Nanopartículas magnéticas	*Aloé vera*

Várias plantas estão atualmente a ser investigadas quanto ao seu papel na síntese de nanopartículas (Quadro 1). Enquanto os fungos e as bactérias requerem um tempo de incubação comparativamente mais longo para a redução dos iões metálicos, os fitoquímicos solúveis em água fazem-no em muito menos tempo. Por conseguinte, em comparação com as bactérias e os fungos, as plantas são melhores candidatas para a síntese de nanopartículas. Recorrendo a técnicas de cultura de tecidos vegetais e a procedimentos de processamento a jusante, é possível sintetizar nanopartículas metálicas e de óxido à escala industrial, desde que questões como o estado metabólico da planta sejam devidamente abordadas. É evidente, a partir da informação compilada, que o efeito das nanopartículas varia de planta para planta e depende do seu modo de aplicação, tamanho e concentrações [Manzer , etal.,2015]. A revisão revela que a investigação sobre nanopartículas, essencial para as plantas, está nas fases iniciais; é necessário um estudo mais rigoroso para compreender os mecanismos fisiológicos, bioquímicos e moleculares das plantas em relação às nanopartículas e é necessário mais trabalho para explorar o modo de ação das NPs, a sua interação com biomoléculas e o seu impacto na regulação das expressões genéticas nas plantas.

2.16. Nanopartículas produzidas por bactérias

As bactérias são capazes de mobilizar e imobilizar metais e, em alguns casos, as bactérias que conseguem reduzir iões metálicos têm a capacidade de precipitar metais à escala nanométrica. As bactérias são consideradas como uma potencial "biofábrica" para a síntese de nanopartículas como ouro, prata, platina, paládio, titânio, dióxido de titânio, magnetite, sulfureto de cádmio, etc.A utilização de bactérias como fonte de enzimas que podem catalisar reacções específicas conducentes a nanopartículas inorgânicas é uma nova estratégia de biossíntese racional e a utilização de enzimas, enzimas microbianas, vitaminas, polissacáridos, polímeros biodegradáveis, microrganismos e sistemas biológicos para a síntese de nanopartículas [Siavash Iravani,2014]. A secreção extracelular de enzimas oferece a vantagem de produzir grandes quantidades de nanopartículas de tamanho 100 - 200 nm num estado relativamente puro, livre de outras proteínas celulares. A purificação adicional das nanopartículas é conseguida com sucesso por filtragem. As capacidades especiais de ligação a metais das células bacterianas e dos Slayers tornam-nas úteis para aplicações técnicas em bioremediação e nanotecnologia.

Tabela. 2: Indica a utilização de várias bactérias para a síntese de nanopartículas

S.N.	Tipo de nanopartículas	Espécies de bactérias
1	Nanopartículas de prata	*Bacillus cereus* *oscilatório* *Escherichia coli* *Pseudomonis*

		Bacillus subtilis *Bacillus sp.* *Bacillus cereus* *Bacillus thuringiensis* *Estirpes de Lactobacillus* *Pseudomonas* *Corynebacterium* *Staphylococcus aureus* *Ureibacillus thermosphaericus*
2	Nanopartículas magnéticas	*Magnetosirillium* *Bactérias redutoras de sulfato*
3	Nanopartículas de paládio	*Desulfovibrio desulfuricans*
4	Nanopartículas de CdS	*Clostridicum thermoaceticum* *Klebsiella aerogens* *Escherichia coli*
5	Nanofios de ouro	*Rhodopseudomonas capsulate*
6	Nanopartículas de ouro	*Actinomiceto alcalotermófilo* *Thermomonospora sp.* *Pseudomonas aeruginosa* *Estirpe de Lactobacillus*
7	Nanopartículas de ZnS	*Bactérias redutoras de sulfato da família Desulfobacteriaceae*

Nesta secção, é apresentada a maioria das espécies bacterianas utilizadas na biossíntese de nanopartículas (Quadro 2). As propriedades das nanopartículas são controladas através da otimização de parâmetros importantes que controlam as condições de crescimento dos organismos, as actividades celulares e os processos enzimáticos (otimização das condições de crescimento e de reação), pelo que são necessários estudos mais elaborados para compreender os mecanismos exactos da reação e identificar as enzimas e proteínas envolvidas na biossíntese de nanopartículas. A síntese em larga escala de nanopartículas utilizando bactérias é apelativa porque não necessita de quaisquer materiais químicos perigosos, tóxicos e dispendiosos para os processos de síntese e estabilização [Siavash Iravani,2014].

2.17. Reciclagem de resíduos agrícolas:

Nos últimos anos, a deposição contínua de resíduos ou subprodutos agrícolas na natureza tornou-se um grande desafio para nós. A nanotecnologia pode ser aplicada na redução de resíduos durante o fabrico de produtos agrícolas, como nas indústrias do algodão, das bebidas e do arroz. Na indústria do algodão, quando o algodão é transformado em tecido, alguns subprodutos, como a celulose ou as fibras, são eliminados ou utilizados como produtos de baixo valor. Utilizando uma técnica chamada electospinning e solventes recentemente desenvolvidos, os investigadores estão a produzir nanofibras (100 nm de diâmetro). Estas fibras podem ser utilizadas como absorventes de fertilizantes ou pesticidas. Estes absorventes de elevado desempenho permitem uma aplicação direcionada no momento e local previstos. As indústrias de bebidas, que se dedicam principalmente à produção de etanol, utilizam continuamente a matéria-prima do milho. Por conseguinte, o preço global do milho registou um aumento acentuado nos últimos anos. Além disso, as matérias-primas celulósicas são atualmente consideradas como uma opção viável para a produção de biocombustíveis. A nanotecnologia pode ser utilizada para melhorar o desempenho das enzimas envolvidas na conversão da celulose em etanol. Recentemente, os cientistas estão a desenvolver enzimas de nanoengenharia que permitirão uma conversão fácil e de baixo custo da celulose a partir de resíduos vegetais. As indústrias de moagem de arroz produzem casca de arroz como subproduto, o que constitui uma fonte potencial de energia renovável. Uma enorme quantidade de nanosílica de qualidade superior é gerada quando a casca de arroz é queimada em energia térmica ou biocombustível. Esta nanosílica pode ainda ser utilizada no fabrico de vários materiais úteis, como betão, vidro, etc. Assim, a nanotecnologia, ao produzir nanosílica, pode dar uma solução eficaz e útil para o problema da eliminação da casca de arroz.

2.18. Nano-agro-produtos:

As propriedades nutritivas e os benefícios para a saúde dos produtos agrícolas através da aplicação da nanotecnologia têm atraído o interesse dos consumidores e da indústria agroalimentar neste domínio. Os estudos efectuados concluíram que a pulverização de zinco das nanopartículas foi considerada essencial para aumentar as proteínas, as gorduras e as fibras das dietas indianas. Estão a decorrer muitos estudos para testar a genotoxicidade dos nanomateriais e ainda estão em curso estudos para desenvolver e testar várias nanopartículas para proteger as culturas do oídio (Hiregoudar, 2014). Desde os primeiros anos, o ouro foi também um metal atrativo e útil devido à sua natureza única e valiosa. O desenvolvimento de nanopartículas de ouro tem muitas aplicações comerciais. São também utilizadas para a deteção de biomoléculas. A deteção baseia-se no facto de a forma, o tamanho, o índice de refração do meio circundante e a distância entre as nanopartículas de ouro serem os principais factores dos quais depende a cor destes colóides. Mesmo uma pequena variação nos factores acima referidos pode causar uma alteração mensurável no pico de absorção da resposta plasmónica de superfície (SPR). As moléculas específicas são fixadas às nanopartículas de ouro através da sua adsorção na superfície da partícula, que subsequentemente altera o RI (índice de refração) das nanopartículas de ouro. Se as biomoléculas a fixar forem maiores do que as nanopartículas de ouro, apenas algumas moléculas serão adsorvidas à superfície das nanopartículas, o que levará à formação de grumos e, em última análise, à alteração da cor das nanopartículas de ouro. As alterações na cor das nanopartículas resultam da mudança na SPR que, em última análise, causa a redução do espaçamento das partículas. Um desenvolvimento muito interessante no domínio da nanotecnologia é o "pó inteligente". Esta tecnologia pode ser utilizada para monitorizar diferentes parâmetros nos alimentos ou no ambiente, como a temperatura, a humidade, etc. (Ditta, 2012).

Capítulo 3. Caracterização e efeitos biológicos das nanopartículas

3. 1. Análise dos espectros UV-Visível

As nano partículas de Ag sintetizadas utilizando extractos de plantas de gerânio foram confirmadas por observação visual. A cor mudou de amarelo pálido para vermelho rubi devido à redução dos iões de prata durante a reação. O aparecimento de uma cor castanha-amarelada escura é uma indicação clara da formação de nanopartículas de prata na mistura de reação (fig.1). As nanopartículas de Ag foram detectadas por espetrofotómetro UV-Vis na gama de 350 a 620 nm. Os espectros de absorção máxima das nanopartículas de prata formadas na mistura de reação apresentam um pico máximo de absorção cada vez mais acentuado a 440 nm. É sabido que as nanopartículas de Ag exibem uma cor castanha avermelhada em solução aquosa devido à excitação das vibrações plasmónicas da superfície. O desvio espetral deve-se principalmente à constante dieléctrica do meio (5). A cor exibida pelas nanopartículas metálicas deve-se à excitação coerente de todos os electrões "livres" dentro da banda de condução, conduzindo a uma oscilação em fase que é conhecida como Ressonância de Plasmões de Superfície (Surface Plasmon Resonance-SPR) (4). Neste caso, as nanopartículas de prata sintetizadas com extrato de planta de gerânio mantiveram-se estáveis durante mais de um mês, quando armazenadas à temperatura ambiente. A frequência e a largura da absorção plasmónica de superfície dependem do tamanho e da forma das nanopartículas metálicas, bem como da constante dieléctrica do próprio metal e do meio circundante (22 & 23). No presente estudo, a redução dos iões $Ag+$ ocorre rapidamente, completando-se em 2 h de reação. As nanopartículas de prata obtidas a partir da mistura de reação contendo 5 mM de $AgNO_3$ e 2 g de pó de folha seca foram purificadas e posteriormente analisadas.

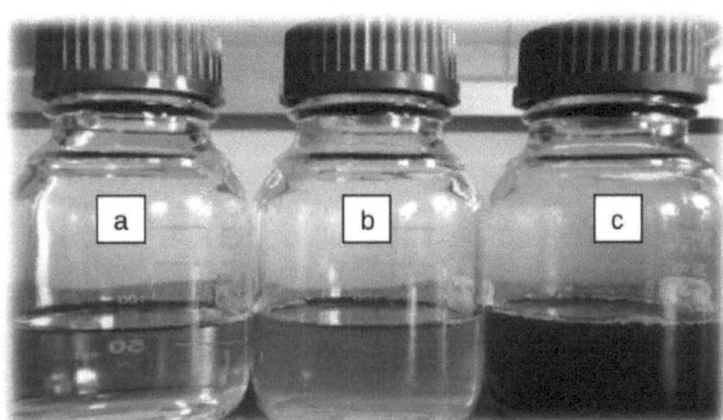

Figura .4: (a) $AgNO_3$ (b) Extrato de folha (c) Extrato de folha + $AgNO_3$ após a reação

O presente estudo relata a utilização de biomassa de folhas secas no forno, que é isenta de agentes estabilizadores e aceleradores externos e não requer agitação contínua. A redução dos iões de prata é moderadamente rápida nas condições ambientais. Isto é novo e intrigante para a ciência dos materiais, uma vez que a biomassa de folhas estudada tem a capacidade de reduzir iões metálicos em condições ambientais. Além disso, o manuseamento e o processamento da biomassa são menos rigorosos, uma vez que não requerem fervura ou tratamento subsequente em . Em vez de secagem ao sol, a biomassa de folhas foi seca no forno a 40° C para evitar a possível contaminação devido a partículas. Além disso, o processo de secagem ao sol é moroso e tem limitações geográficas.

O padrão de XRD mostrou nove picos intensos em todo o espetro de 29 valores que variam entre 27,8 e 77,2 nas nanopartículas sintetizadas de gerânio. O padrão de XRD obtido para as nanopartículas de prata mostrou um pico caraterístico próximo do valor 29 de 38,145° (Fig.3 b). Os picos observados no espetro a 29 valores de 38,145°, 44,31°, 46,58° e 64,44° correspondem a 111, 200, 220 e 311 planos para a prata, respetivamente. Isto indica claramente que as nanopartículas de prata formadas pela redução de iões Ag+ pelo extrato de folhas de *Pelargonium graveolens* são de natureza cristalina (13). Observa-se uma reflexão de Bragg correspondente aos conjuntos de planos de rede (111) que podem ser indexados com base na estrutura cúbica de face centrada (fcc) da prata (27). Para além do pico de Bragg representativo dos nanocristais de prata fcc, foram também observados picos adicionais, ainda não atribuídos, sugerindo que a cristalização da fase bio-orgânica ocorre na superfície das nanopartículas de prata.

Os tamanhos médios estimados das partículas das amostras foram calculados utilizando a fórmula de Debye- Scherrer. O tamanho médio das partículas sintetizadas pelo gerânio foi de 47 nm.

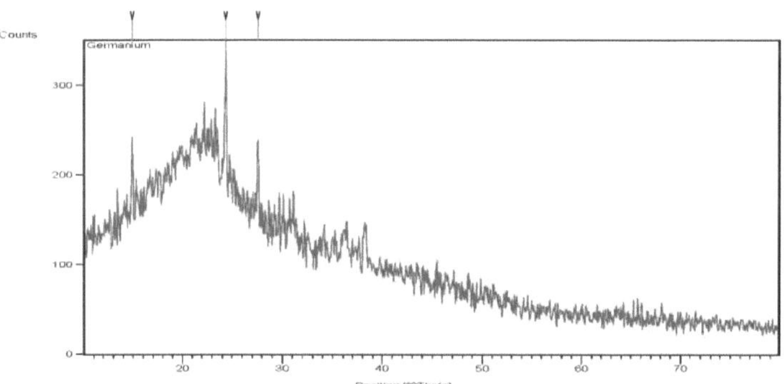

Figura .5: Padrões de XRD do pó de folhas secas de gerânio

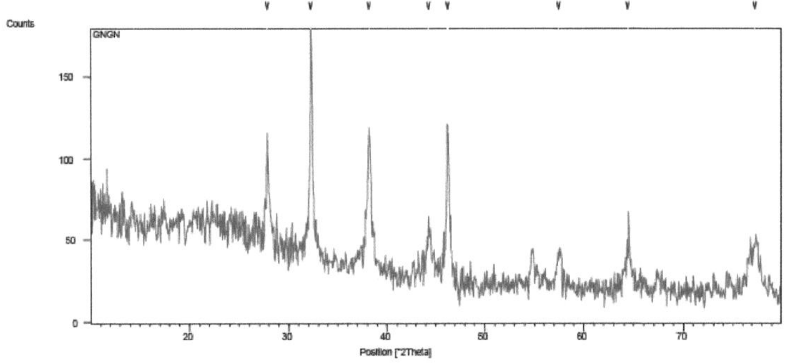

Figura .6: Padrões XRD de nanopartículas de pó de folhas de *Pelargonium graveolens.*

A imagem do microscópio eletrónico de varrimento (SEM) mostrou nanopartículas de Ag de alta densidade sintetizadas pelo extrato da planta e confirmou ainda mais a presença de nanopartículas de Ag (Figs. 4a e 3b). A imagem SEM mostrou partículas de prata individuais, bem como um número de agregados. A morfologia observada das nanopartículas de prata foi predominantemente cuboidal e retangular, uniforme, polidispersa e agregada em estruturas irregulares maiores, sem morfologia bem definida (fig. 4 a & b). As nanopartículas de Ag foram formadas com um diâmetro de 13 a 61 nm. A imagem SEM das nanopartículas de prata foram sintetizadas a partir de extractos de plantas e são montadas na superfície devido a interações como a ligação de hidrogénio e interações electrostáticas entre as moléculas bio-orgânicas de cobertura ligadas às nanopartículas de Ag. As nanopartículas não estavam em contacto direto mesmo no interior dos agregados, o que indica a estabilização das nanopartículas por um agente de cobertura (proteínas segregadas por extractos de folhas de plantas). A presença de materiais secundários que cobrem as nanopartículas de prata pode ser atribuída a compostos bio-orgânicos provenientes de extractos de folhas (33).

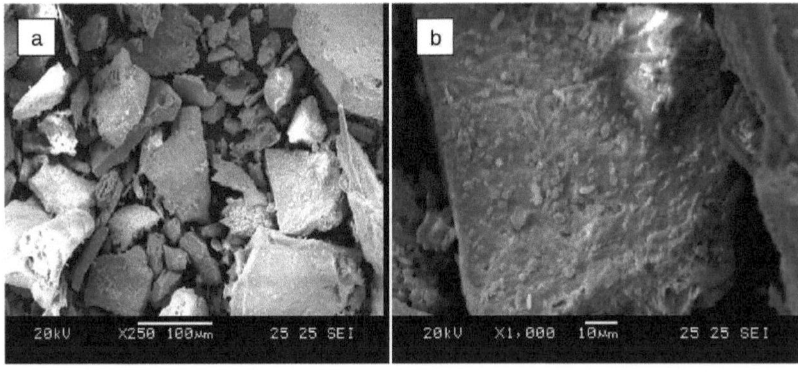

Figura. 7: SEM de nopartículas de $AgNO_3$ (a) ampliação de 250000 (b) ampliação de 100000.

Os resultados da espetroscopia de dispersão de energia (EDS) confirmam a presença do sinal da prata elementar na amostra e são apresentados na fig.5. Os nanocristalitos de Ag apresentam uma banda de absorção ótica com pico a 3 *keV*, que é típica da absorção de nanocristalitos de prata metálica (34).

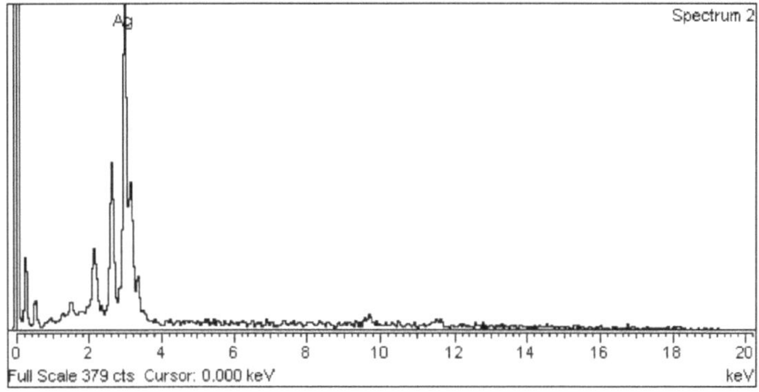

Figura . 8: Espectros EDS das nanopartículas.

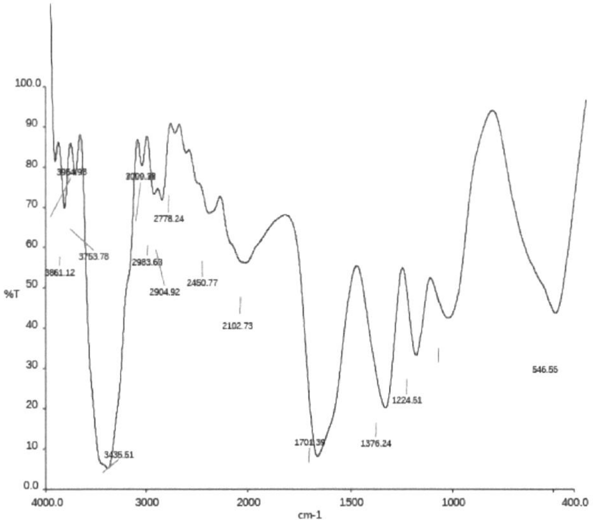

Figura .9: Espectro FTIR das nanopartículas de prata sintetizadas de gerânio

No espetro de FTIR, o número de onda ou a frequência (cm-1) da banda ou pico de absorção é atribuído ao tipo de vibração, intensidade e grupos funcionais das nanopartículas de prata. As medições de FTIR foram realizadas para identificar as potenciais biomoléculas no extrato de folhas de gerânio *(Pelargonium graveolens)* responsáveis pela redução e, em seguida, pela estabilidade das nanopartículas de prata bioreduzidas. No espetro de FTIR, vários picos de absorção centraram-se em

3954,93, 3861,12, 3753,78, 3435,51, 3099,38, 2983,63, 2904,92, 2778,24, 2450,77, 2102,73, 1701,39, 1376,24, 1224,51 e 1069,55 cm-1 , que se situam na região de 1000 - 4000 cm-1 (figura 6). O espetro de absorção mais alargado foi observado a 3435,51 cm-1 e pode ser atribuído às vibrações de estiramento de -NH (grupos amida). Os picos de absorção centrados em 2904,92, 2102,73, 1701,39 e 1376 cm-1 podem ser atribuídos às vibrações de estiramento de grupos - C = C (alcano), grupos de alcanos deuterados -C- D, C = O simples □ lactamas, grupos de banda amida I e C-H (banda -CH3) de grupos de alcanos. Agora, vários grupos funcionais mencionados acima são principalmente derivados de compostos heterocíclicos e estes são os componentes solúveis em água do extrato de folha de gerânio. Assim, pode presumir-se que diferentes compostos heterocíclicos solúveis em água, como alcalóides, flavonóides, etc., funcionaram como ligandos de cobertura para a síntese de nanopartículas de prata e que a presença de átomos de oxigénio ajudou a estabilizar as nanopartículas, facilitando a absorção dos compostos heterocíclicos nas nanopartículas. A análise FT-IR revela que o grupo carbonilo dos resíduos de aminoácidos e das proteínas tem uma maior capacidade de se ligar ao metal, o que indica que as proteínas podem formar uma camada que cobre as nanopartículas metálicas *(ou seja,* a cobertura das nanopartículas de prata) para evitar a aglomeração e, assim, estabilizar o meio. Isto sugere que as moléculas biológicas podem desempenhar funções duplas de formação e estabilização de nanopartículas de prata no meio aquoso.

3.2. Estudos antimicrobianos

A atividade antibacteriana das nanopartículas de prata biogénica foi avaliada pela zona de inibição utilizando o método padrão de difusão em disco de ágar. As nanopartículas mostraram uma zona de inibição contra todas as bactérias estudadas (Fig. 7). De entre as três concentrações diferentes (25, 50 e 100 µl), a concentração de 100 µl mostrou uma atividade máxima contra *Klebsiella pneumonia* (2,7 cm), *Shigella someneii* (2,4 cm), *S. flexaneri* (2,4 cm), *Pseudomonas aeruginosa* (2,2 cm), *P. mirabilis* (2,1 cm) e *E. coli* (2,0 cm) quando comparada com as outras duas concentrações. Também se observou que não mostrou qualquer atividade contra o extrato de planta de gerânio que serviu de controlo. (36) investigaram o efeito antibacteriano da solução coloidal de prata nanosizada contra *S. aureus* e *K. pneumoniae* após a aplicação da solução em tecidos têxteis. As propriedades antimicrobianas dos compostos de prata e dos iões de prata têm sido historicamente reconhecidas e aplicadas numa vasta gama de aplicações, desde a desinfeção de dispositivos médicos e electrodomésticos até ao tratamento da água. Sabe-se que as nano partículas de prata produzidas por extractos de plantas apresentam uma potente atividade antimicrobiana. Foi feita uma observação semelhante com as nanopartículas de prata produzidas a partir do extrato da planta de gerânio.

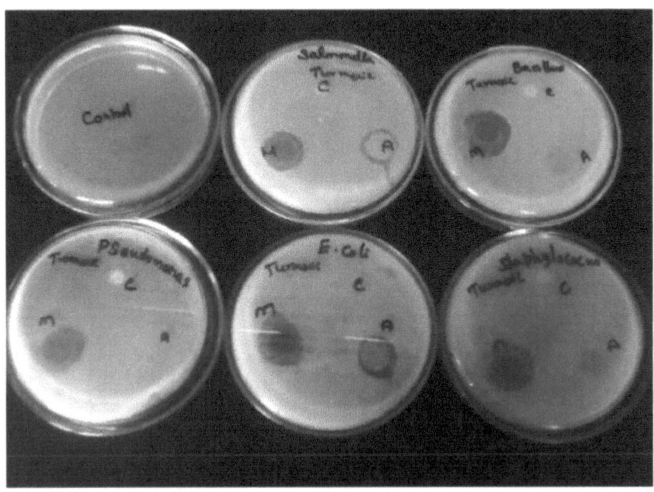

Figura . 5: Atividade antibacteriana das nano partículas sintetizadas

A atividade antibacteriana deriva provavelmente da atração eletrostática entre a membrana celular de carga negativa do microrganismo e as nanopartículas de carga positiva (7 & 8). No entanto, (36 & 35) referiram que a atividade antimicrobiana das nanopartículas de prata em bactérias Gramnegativas dependia da concentração de nanopartículas de Ag e estava estreitamente associada à formação de buracos na parede celular das bactérias.

(35) estudaram a atividade antibacteriana contra *E. coli* (resistente à ampicilina), *E. coli, S. aureus* e *S. typhi* (multirresistente). Referiram que o efeito era dependente da dose e era mais pronunciado contra organismos gram-negativos do que gram-positivos. Descobriram que o principal mecanismo através do qual as nanopartículas de prata manifestam propriedades antibacterianas é a ancoragem ou a penetração na parede celular bacteriana e a modulação da sinalização celular através da desfosforilação de substratos peptídicos chave putativos em resíduos de tirosina (36).

3.3. bioensaio larvicida efeito das nanopartículas na larva

As larvas de primeiro instar do *Aedes aegypti* foram expostas a nanopartículas de prata e o valor LC_{50} (ml) é de 2,89 (Tabela 1 e Fig.1). A presente experiência revelou que, com o aumento da concentração, a taxa de mortalidade aumentou. Os valores LCL, UCL e chi quadrado são 2,32, 3,36 e 8,577, respetivamente.

Tabela.3: LC_{50} (ml) das nanopartículas sintetizadas a partir da planta no mosquito

Sample	Stages	LC_{50} (ml)	95% Confidential limit (ml)		Chi^2	Regression equation
			LCL	UCL		
AgNPs by *Vinca rosea*	I Instar	2.89	2.32	3.36	8.577	y=16.4x+2.8
	IV Instar	13.40	12.85	14.17	2.501	y=7.1x -42.2
	Pupa	25.20	24.57	25.24	2.867	y=5.7x-80.8

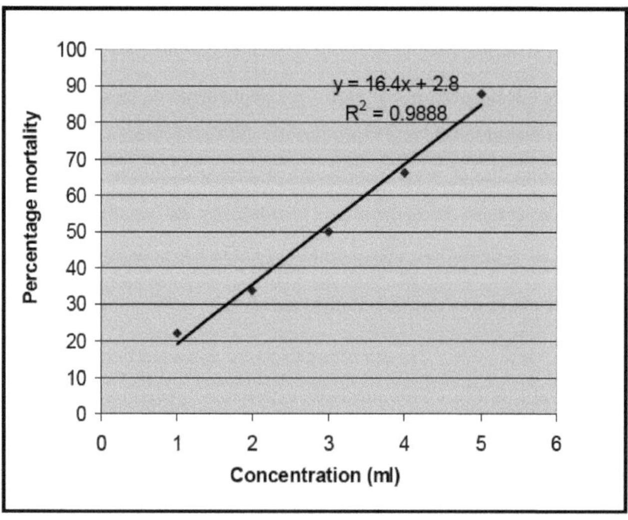

Figura. 11: Efeito das nanopartículas de prata sintetizadas no mosquito

As nanopartículas de prata são utilizadas em muitas aplicações antibacterianas, mas a ação deste metal nos micróbios não é totalmente conhecida. Foi levantada a hipótese de que as nanopartículas de prata podem causar lise celular ou inibir a transdução celular. Existem vários mecanismos envolvidos na lise celular e na inibição do crescimento. Há muitas maneiras descritas em várias literaturas para sintetizar nanopartículas de prata. Estas incluem métodos físicos, químicos e biológicos. Os métodos físicos e químicos são numerosos e muitos destes métodos são caros ou utilizam substâncias tóxicas, o que constitui um fator importante que os torna métodos de síntese "não tão favorecidos". Um método alternativo e viável para sintetizar nanopartículas de prata é empregar métodos biológicos de utilização de micróbios e plantas (Syed Ali *et al,* 2013c).

A utilização da química de produtos naturais associada à nanotecnologia que reduz as populações de mosquitos na fase larvar pode proporcionar muitos benefícios associados ao controlo dos vectores. Uma vez que as nanopartículas de prata são consideradas agentes potenciais para várias aplicações biológicas, incluindo antimicrobianas, foram investigadas as suas aplicações como agente de atividade larvicida de mosquitos (Syed Ali *et al.,* 2012a,). O extrato de folhas de *Vinca rosea* mostrou uma atividade larvicida máxima contra as larvas de 4th instares de *Ae. aegypti.* Da mesma forma, a síntese de nanopartículas de prata do extrato *de V. rosea* mostrou atividade larvicida contra *Ae. aegypti.* Revela que o extrato de partículas de prata de *V. rosea* apresentou várias gamas de actividades larvicidas da percentagem máxima em concentrações mínimas de atividade larvicida (Kamaraj *et al.,* 2008).

O dengue e a malária são geridos eficazmente através de uma combinação de controlo dos vectores, medicamentos e gestão da doença clínica. Há numerosos casos de resistência a insecticidas registados no *Aedes.* O aparecimento de espécies de mosquitos resistentes a insecticidas, amplamente utilizados no controlo da malária e da dengue, tem o potencial de ter um impacto grave no controlo destes vectores de doenças. No presente estudo, tentou-se estudar o efeito de nanopartículas de prata biossintetizadas a partir do extrato de folhas de *Vinca rosea*, contra os diferentes estádios do mosquito *Aedes aegypti.*

3.4. Nanopartículas nos sistemas corporais das minhocas.

A formação de AgNPs pela redução de $AgNO_3$ durante o tratamento com o extrato da planta é evidente pela mudança de cor da mistura de reação de incolor para castanho, o que indica a formação de AgNPs. A presença de diferentes fitoquímicos no soluto Acetato de Etilo : Metanol (40:60) da inflorescência *de Cocous nucifera* (alcaloide, tanino, saponinas, terpenóides, açúcar redutor e hidratos de carbono) influenciou a redução de $AgNO_3$ a AgNPs (Mariselvam *et al,* 2014). Os espectros de absorção UV/Vis (Fig. 1a) das nanopartículas de prata indicaram o pico de absorção na gama visível de 428nm. O tamanho esférico das AgNPs foi ainda confirmado pelo estudo TEM. A Figura 1b mostra imagens TEM das AgNPs. As imagens confirmam que as nanopartículas de prata têm uma forma esférica e que o tamanho médio das partículas é de 22 nm.

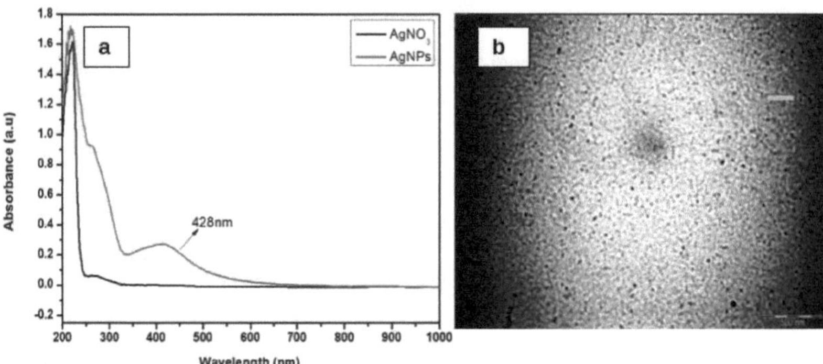

Figura. 12: (a) Espectro de UV das nanopartículas de prata. (b) Nanopartículas de prata sintetizadas por TEM.

As minhocas injectadas com nanopartículas de prata sintetizadas em verde e mediadas por plantas têm um bom crescimento em comparação com os grupos de controlo (ver gráficos 1 e 2). O peso inicial do grupo de minhocas é de 6,81 gramas (cada grupo contém 3 minhocas). No grupo tratado, o peso corporal das minhocas aumentou muito no 2º e 3º dia de tratamento (gráfico 1). Depois do 3º dia ao 6º dia do grupo tratado, a taxa de crescimento das minhocas é lenta e ligeiramente aumentada (gráfico 1). No entanto, a taxa de crescimento das minhocas do grupo de controlo aumentou ligeiramente (gráfico 2).

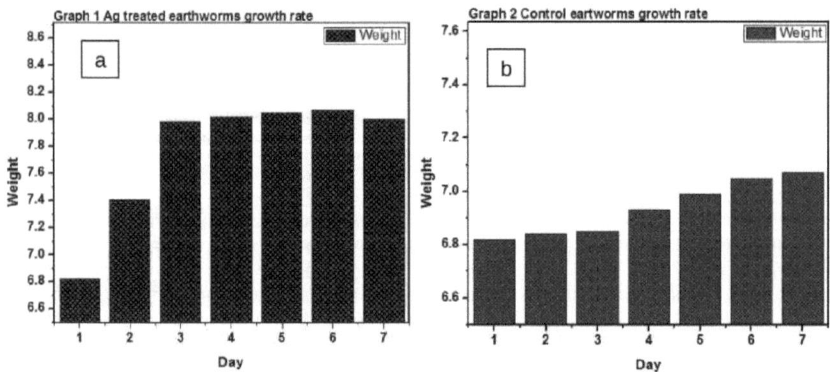

Figura. 13: O gráfico (a) representa a taxa de crescimento das minhocas do grupo tratado com nanopartículas de prata (peso em gramas). O gráfico (b) representa a taxa de crescimento das minhocas do grupo de controlo (peso em gramas).

A experiência 2 indica o nível de prata nos sistemas corporais de minhocas tratados com nanopartículas de prata mediadas por plantas. Os sistemas das minhocas que contêm nanopartículas de prata são utilizados pelo seu próprio sistema e aumentam rapidamente o crescimento (Fig. 2, gráfico 1). O estudo espetral UV/Vis confirmou o nível de prata nas minhocas do grupo tratado. O gráfico 3 da Fig. 3 indica claramente o nível de prata no sistema corporal das minhocas. No primeiro dia, o valor da DO dos fluidos corporais das minhocas tratadas a 428nm é superior a um. Após o nono dia de tratamento das minhocas, o nível de prata foi medido por estudos de UV/espetral. O valor de DO a 428nm no 9° dia de minhocas diminuiu para menos de 0,5. Neste estudo, o valor OD foi calculado a 428nm. As nanopartículas de prata preparadas, mediadas por plantas, são responsáveis por uma gama de 428nm (figura 1a).

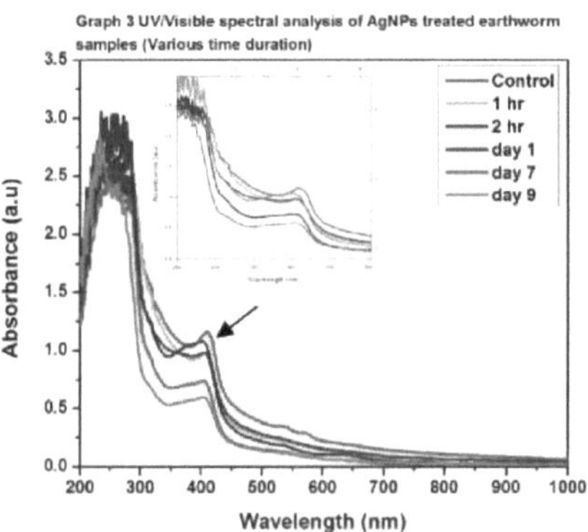

Figura .14: Dados espectrais UV/Vis da utilização de nanopartículas de prata mediadas por plantas pelos sistemas corporais das minhocas.

O órgão reprodutor interno das minhocas tratadas com nanopartículas de prata e das minhocas de controlo (parte reprodutora masculina e feminina) foi analisado pelo método de dissecação. A figura 4a é uma imagem fotográfica de minhocas tratadas com nanopartículas de prata mediadas por plantas. A etiqueta 1 é a vesícula seminal e a etiqueta 2 é o ovário e o oviduto da minhoca dissecada. A vesícula seminal é o local de armazenamento dos espermatozóides maduros. A vesícula seminal e o ovário apresentam um bom crescimento em comparação com a minhoca de controlo (figura 4b).

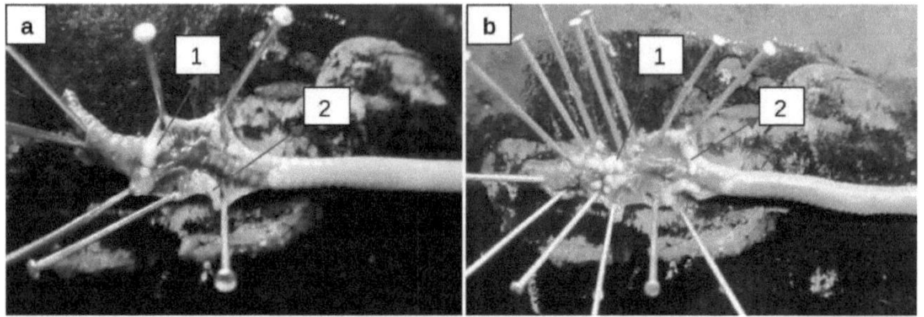

Figura. 15: Dissecção de minhocas tratadas com nanopartículas de prata mediadas por plantas (fig. 4a); dissecção de minhocas de controlo (fig. 4b). Etiqueta 1: Vesículas seminais e 2: Ovário.

Capítulo 4. Resumo

Neste estudo, apresentamos uma abordagem simples, de baixo custo, limpa, não tóxica e rápida para a bio-redução e síntese de nano partículas de prata. Este método proporciona uma via eficiente para a síntese de nanopartículas com propriedades ópticas ajustáveis em função do tamanho das partículas. Do ponto de vista da nanotecnologia, este é um avanço significativo para sintetizar nano partículas de prata de forma económica. As nanopartículas de prata apresentam uma polidispersão distinta, uma vez que o tamanho das partículas varia entre 13 e 61 nm, com um tamanho médio de 49 nm. A identificação de compostos, agentes de cobertura e a identificação das enzimas responsáveis pelo processo de redução podem abrir novos caminhos no domínio da nanotecnologia e da estabilização de nanopartículas. A investigação sobre o efeito antibacteriano das nanopartículas contra *P. aeruginosa, P. mirabilis, E. coli, Shigella flexaneri, S. somenesis* e *Klebsiella pneumonia* revela a elevada eficácia das nanopartículas de prata como um forte agente antibacteriano. Isto pode ser útil na indústria alimentar, na indústria cosmética e na medicina.

As doenças transmitidas por vectores, como a malária, a filariose, a febre amarela, o dengue e a encefalite japonesa, são doenças graves nos países tropicais. O principal objetivo deste estudo foi investigar a atividade larvicida de nanopartículas de prata sintetizadas (AgNPs) utilizando extrato aquoso de folhas de *Vinca rosea* contra larvas de 1st instar, larvas de 4th instar e pupas de *Aedes aegypti*. O presente estudo foi realizado para estabelecer a atividade larvicida de nanopartículas de prata sintetizadas (AgNPs) utilizando extrato aquoso de folhas de *Vinca rosea* contra larvas de 1st, 4th instar e pupa do vetor da dengue. A mortalidade das larvas foi observada após diferentes tempos de exposição. Além disso, foram efectuadas caracterizações como a análise UV, XRD, SEM e EDX para as nanopartículas de prata sintetizadas. Os valores de mortalidade foram obtidos utilizando a análise probit. Verificou-se que as larvas de *Aedes aegypti* eram altamente susceptíveis às nanopartículas de prata. As larvas mostraram uma mortalidade de 100% contra as nanopartículas de prata, enquanto as larvas e pupas de 1º e 4º instares mostraram eficácia (LC50) após 24 horas.

Os estudos de caraterização das AgNPs sintetizadas por espetroscopia visível (UV), espetro de difração de raios X (XRD), microscopia eletrónica de varrimento (SEM) e análise de raios X de energia dispersiva (EDX) de nanopartículas de prata juntamente com estabilidade. Nas conclusões, os resultados revelaram que as AgNPs sintetizadas possuem uma excelente atividade larvicida contra mosquitos. Estes resultados revelaram que a síntese verde de AgNPs utilizando o extrato da folha da planta *Vinca rosea* contra a atividade larvicida do mosquito *(Ae. aegypti)* tem potencial para ser utilizada como uma abordagem boa, rápida e ecológica para o controlo de vectores de mosquitos.

A investigação em expansão da nanotecnologia resultou na descoberta de várias propriedades únicas dos nanomateriais, tais como melhores propriedades magnéticas (Ferrari., 2005), catalíticas (Qin *et al,* 1999), ópticas (Vasir *et al.,* 2005), eléctricas (Webster *et al,* 2000) e mecânicas (Webster *et al,* 1999) quando comparadas com a formulação previsível de recursos semelhantes. As nanopartículas de prata são mais utilizadas one. Estas nanopartículas são utilizadas na quimioterapia, em dispositivos médicos, em pensos para feridas, em aditivos alimentares, na purificação da água, em tecidos, em cosméticos, em agentes antimicrobianos, etc. Todos os dias, a utilização de nanopartículas de prata aumenta ligeiramente devido à sua valiosa aplicabilidade. Muitos investigadores referem que o efeito tóxico das nanopartículas aumenta de dia para dia. As nanopartículas de prata são partículas amplamente utilizadas para diversos fins em todos os domínios da ciência e da engenharia. O aumento do nível de nano em condições ambientais cria vários problemas toxicológicos e as nanopartículas de prata destroem microrganismos benéficos como bactérias, fungos, incluindo minhocas e o ambiente humano (Sumit Arora *et al.,* 2012). Mas o nosso estudo elaborou as nanopartículas de prata sintetizadas mediadas por plantas para induzir o crescimento de minhocas e também os sistemas reprodutivos de minhocas tratadas com nanopartículas têm um bom crescimento em comparação com as minhocas de controlo.

A investigação em expansão da nanotecnologia resultou na descoberta de várias propriedades únicas dos nanomateriais, tais como melhores propriedades magnéticas (Ferrari., 2005), catalíticas (Qin *et al,* 1999), ópticas (Vasir *et al.,* 2005), eléctricas (Webster *et al,* 2000) e mecânicas (Webster *et al.,* 1999) quando comparadas com a formulação previsível de recursos semelhantes. As nanopartículas de prata são as mais utilizadas. Estas nanopartículas são utilizadas na quimioterapia, em dispositivos médicos, em pensos para feridas, em aditivos alimentares, na purificação da água, em produtos têxteis, em cosméticos, em agentes antimicrobianos, etc. Todos os dias, a utilização de nanopartículas de prata aumenta ligeiramente devido à sua valiosa aplicabilidade. Muitos investigadores referem que o efeito tóxico das nanopartículas aumenta de dia para dia. As nanopartículas de prata são partículas amplamente utilizadas para diversos fins em todos os domínios da ciência e da engenharia. O aumento do nível de nano em condições ambientais cria vários problemas toxicológicos e as nanopartículas de prata destroem microrganismos benéficos como bactérias, fungos, incluindo minhocas e o ambiente humano (Sumit Arora *et al.,* 2012). Mas o nosso estudo elaborou as nanopartículas de prata sintetizadas mediadas por plantas para induzir o crescimento de minhocas e também os sistemas reprodutivos de minhocas tratadas com nanopartículas têm um bom crescimento em comparação com as minhocas de controlo.

Referências

Ahmad, A., Senapati, S., Khan, M. I., Kumar, R. e M. Sastry. 2003. Biossíntese extracelular de nanopartículas de ouro mono dispersas por um novo actinomiceto extremófilo, *Thermomonospora* sp. *Langmuir,* **19**: 3550 - 3553.

Ahmad, A., Senapati, S., Khan, M. I, Ramani, R., Srinivas, V. e M. Sastry. 2003 a. Síntese intracelular de nanopartículas de ouro por uma nova espécie de actinomiceto tolerante a alcalóides *Rhodococcus*. *Nanotecnologia*. **14**: 824 - 828.

Armendariz, V.. Gardea-Torresdey, J. L., Jose-Yacaman, M., Gonzalez, J., Herrera, I. e J. G. Parsons. 2002. *In* Proceedings -Waste Research Technology Conference at the Kansas City, Mariott-Country Club Plaza.

Bhattacharya, D e R.K. Gupta. 2005. Nanotechnology and potential of microorganisms (Nanotecnologia e potencial dos microrganismos). *Critical Reviews in Biotechnology,* **24**(4), 199.

Chandan Singh, Vinect Sharma, Pradeep, K. R Naik, Vikas Khandelwal e Harvinder Singh. 2011. Uma abordagem biogénica verde para a síntese de nanopartículas de ouro e prata utilizando *Zingiber officinale. Digest Journal of nanomaterials and Biostructures.* **6** (2): 535-542.

Chandran, S. P., Chauhary, M., Pasricha, R., Ahmad, A. e M. Sastry. 2006. Síntese de nanotriângulos de ouro e nanopartículas de prata utilizando extrato de planta de *aloé vera. Biotechnol. Prog,* 22: 577-583

Dibrov, P., Dzioba, J., Gosink, K. K. e C. C. Hase. 2002. Antimicrobial Agents. *Chemother,* **46**: 2668 - 2670.

Dragieva, I., Stoeva, S., Stoimenov, P., E. Pavlikianov e K. Klabunde, 1999. Extracelluar sysnthesis of silver nanoparticles using dried leaves. *Nanostruct. Mater,* **12:** 267 -72.

Elumalai, E. K., Prasad, T.N.V.K.V., Hemachandran, J., Viviyan Therasa, S., Thirumalai, J e E. David. 2010. Síntese extracelular de nanopartículas de prata utilizando folhas de *Euphorbia hirta* e suas actividades antibacterianas. *J. Pharm. Sci. and Res.,* 2(9): 549- 554.

Emad al din Haratifar, Hamid Reza Shahverdi, Mojtaba Shakibaie, Kamyar Mollazadeh Moghaddam, Mohsen Amini, Hojatollah Montazeri e Ahmad Reza Shahverdi. 2009. Semi-biosíntese de nanopartículas compósitas de magnetite-ouro utilizando um extrato etanólico de *Eucalyptus camaldulensis* e estudo da química da superfície. *Journal of Nanomaterials*, 2: 1-5.

Abhishek Mathur, Akhilesh Kushwaha, Vandana Dalakoti, Garima Dalakoti e Deep Shikha Singh (2014). Síntese verde de nanopartículas de prata utilizando plantas medicinais e sua caraterização. *Der Pharmacia Sinica,* 5(5):118-122.

Alonso MJ (1996). Tecnologia de transporte de fármacos nanoparticulados. In: S. Cohen, H. Bernstein(Eds.), Microparticulate systems for the delivery of proteins and vaccines. Marcel Dekker, Nova Iorque, EUA 203-242.

Chen H, Roco MC, Li X e Y. Lin (2008). Trends in nanotechnology patents (Tendências das patentes no domínio da nanotecnologia). NatNanotechnol 3:123-125.

Carlson, C., Hussain, S.M., Schrand, A.M., Braydich-Stolle, K., Hess, L., Jones, K.L., Schlager, J.J., R.L., 2008. Interação celular única de nanopartículas de prata: geração dependente do tamanho de espécies reactivas de oxigénio. J.

Phys. Chem. B 112, 13608-13619.

Chen, X., Schluesener, H.J., 2008. Nanosilver: um nanoproduto em aplicação médica. Toxicol. Lett. 176, 1-12.

Debabrat Baishya, Nakul Sharma e Rituparna Bora (2012). Síntese Verde de SilverNanoparticle usando *Bryophyllum pinnatum* (Lam.) e monitorando suas atividades antibacterianas, *Arch. Appl. Sci. Res.,* 4 (5), 2098-2104.

Douglas T, Strable E, Willits D, Aitouchen A, e M. Libera (2002). Proteinengineering of a viral cage for constrained nanomaterials synthesis. Adv Mater 14:415-418.

Douglas T, e M. Young (1998). Encapsulamento de materiais por gaiolas de proteínas de vírus montadas. Nature 393: 152-155.

Gade AK, Bonde P, Ingle AP, Marcato PD, e N. Duran (2008). Exploração de *Aspergillusniger* para a síntese de nanopartículas de prata. Journal of Biobased Materials andBioenergy 2: 243-247.

Gurav A, Kodas T, Wang L, Kauppinen E, e J. Joutsensaari (1994).Generation of nanometer size fullerene particles via aerosol routes. Chem Phys Lett 218: 304-308.

Gurunathan S., Kalishwaralal K., Vaidyanathan R., Venkataraman D., Pandian S.R., Muniyandi J., Hariharan N., Eom S.H., *Colloids Surfaces B: Biointerfaces,* 74 (2009) 328-335.

Jain.D, H.K. Daima, S. Kachhwaha, S.L. Kothari, e J. Digest (2009).NanomaterBiostruct. 4: 723-727.

Jayakumar, D., S. Jhancy Mary e R. Jaya Santhi (2010). Avaliação do potencial antioxidante e da atividade antibacteriana de Calotropis gigantea e Vinca rosea utilizando um modelo invitro, *Indian Journal of Science and Technology,* 3(7) 720-723.

Jeong S.H, Yeo S.Y, Yi S.C (2005). O efeito do tamanho das partículas de enchimento nas propriedades antibacterianas de fibras compostas de polímero/prata. J. Mat. Sci, 40, 5407-5411.

Kamaraj C, Rahuman AA e A. Bagavan (2008). Efeitos antifeedantes e larvicidas de extractos de plantas contra *Spodoptera litura (*F.), *Aedes aegyptiL.Culex quinquefasciatusSay. Parasitology Re* 103: 325-331.

Kowshik M, Ashtaputre S, Kharrazi S, Vogel W e J. Urban (2003). Síntese extracelular de nanopartículas de prata por uma estirpe de levedura tolerante à prata MKY3.

Manzer H., Mohamed H. S., Whaibi A., Firoz M., Mutahhar Y., Khaishany A., *Springer Int. Publi.* Switzerland. (2015) M.H. Siddiqui (Ed) *Nanotechnol. Plant Sci.*

Mariselvam, R., Ranjitsingh, A.J.A., Usha Raja Nanthini, A., Padmalatha, C., Kalirajan, K., Mosae Selvakumar, P., 2014. Síntese verde de nanopartículas de prata a partir do extrato da inflorescência de *Cocos nucifera* (Família: Arecaceae) para uma maior atividade antibacteriana. *Spectrochimica Ata Parte A: Espectroscopia Molecular e Biomolecular* 129. 537-541.

Roh, J.-y., Sim, S.J., Yi, J., Park, K., Chung, K.H., Ryu, D.-y., Choi, J., 2009. Ecotoxicidade das nanopartículas de prata no nemátodo do solo Caenorhabditis elegans utilizando a ecotoxicogenómica funcional. Environ. Sci. Technol. 43, 3933-3940.

Sileikaite, A., I. Prosycevas, J. Puiso, A. Juraitis, e A. Guobiene (2006). Analysis of silver nanoparticles produced by chemical reduction of silver salt solution, *Materials Science (Medziagotyra)*, 12 (4) 287-291.

Siavash Iravani, Hindawi Publi. Corpor. Int. Scholar. Res. (2014) 359316, 18.

Sunkar S e CV. Nachiyar (2012). Síntese microbiana e caraterização de nanopartículas de prata utilizando a bactéria endofítica *Bacillus cereus*: uma nova fonte na síntese benigna. Jornal Global de Investigação Médica 12: 43-49.

. Song, J.Y. e B. S. Kim. 2008. Síntese biológica de Au/Ag bimetálico utilizando extrato de folha de dióspiro *(Diopyros kaki). Coreano. J. chem. Eng,* **25**(4): 808 - 812.

Song, K.C., Lee, S. M., Park, T. S. e B. S. Lee. 2009. Preparação de nanopartículas de prata coloidal pelo método de redução química. *Coreano. J. Chem. Eng.,* **26**(1): 153 -155.

Srivastava, R., Roseti, D., Sharma, A.K.2007. A avaliação da diversidade microbiana num sistema de cultivo de produtos hortícolas sob práticas de agricultura biológica. *Applied Soil Ecology,* **36**(2-3): 116 -123.

Szczepanowicz, K., Stefariska, J., Socha, R. P. e P. Warszyriski. 2010. Preparação de nanopartículas de prata por redução química e sua atividade antimicrobiana. *Physiochem. Probl. Miner. Process.* 45: 85 -98.

Udayasoorian, C., Vinoth Kumar, K. e R. M. Jayabalakrishnan. 2011. Síntese extracelular de nanopartículas de prata utilizando extrato de folhas de *Cassia auriculata. Digest Journal of Nanomaterials and Bio structures.* **6** (1): 279-283.

Vijay C Verma, Santosh, Singh, K., Ravidra Solanki e Satya Prakash. 2011. Biofabricação de nanoângulos de ouro anisotrópicos utilizando extrato de *Aspergillus clavatus* endofítico como redutor e estabilizador de dupla função. *Nanoscale Res. Letters.* **6**(16): 1-7.

Sumit Arora, Jyutika, M. Rajwade, Kishore, M. Paknikar, 2012. Nanotoxicologia e estudos in vitro: a necessidade da hora. Toxicologia e Farmacologia Aplicada 258, 151 - 165.

Syed Ali M, Ravikumar S e J. Margaret Beula (2012a). Bioatividade da erva marinha contra o mosquito da febre de dengue *Aedes aegypti. Asian Paci J Trop Biomedicine* 570-573.

Syed Ali M, Ravikumar S e J. Margaret Beula (2013c). Atividade larvicida de extractos de algas marinhas contra *Anopheles stephensi, Aedes aegypti* e *Culex quinquefasciatus.* Asian Pac J Trop Dis 3(3): 196-201.

Usha. C e D. Gladys Angelin Rachel (2014). Síntese biogênica de nanopartículas de prata por *Acacia nilotica* e sua atividade antibacteriana. *Int. J. Scientific Res.*, 3(6), 27-29.

Vauthier C, Beanabbou S, Spenlehauer G, Veillard M e P. Couvreur (1991.) Metodologia do sistema de polímeros ultradispersos. S T P Pharm Sci 1: 109-116.

van der Ploeg, M.J.C., Handy, R.D., Heckmann, L.-H., van der Hout, A., van den Brink, N.W., 2013. A exposição ao C60 induziu danos nos tecidos e alterações da expressão genética na minhoca Lumbricus rubellus. Nanotoxicologia, 7, 432-440,

Wirth M.C, Walton W. E e B. A. Federici (2010). "A avaliação da resistência à toxina de Bascillus sphaericus Bin é fenotipicamente mascarada pela combinação com as proteínas mosquitocidas de Bascillus thuringienesis Subspecies israelensis", Environmental Microbiology, Vol. 12, No. 5, pp. 1154-1160.

Organização Mundial de Saúde, "WHO 10 Facts on Malaria," (2012).

Organização Mundial de Saúde, "Lymphatic Filariasis," (2012).

Organização Mundial de Saúde, "Dengue and severe dengue," (2012).

Zuzer H Dhoondia e Hemlatta Chakraborty (2012). Síntese Mediada por Lactobacillus de Nanopartículas de Óxido de Prata, *Nanomater. Nanotechnol.* 2(15), 1-7.

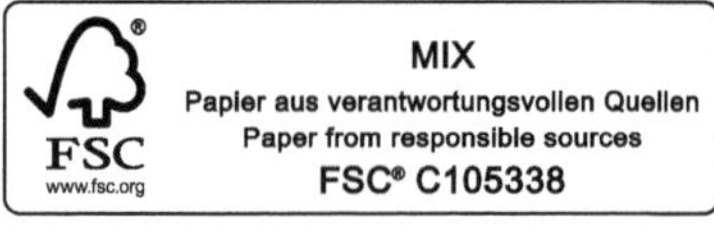

Printed by Books on Demand GmbH, Norderstedt / Germany